디지털 전환 시대
리더가 꼭 알아야 할
의료데이터

디지털 전환 시대 리더가 꼭 알아야 할 의료데이터

발행 2023년 7월 17일

지 은 이	김재선·정원준·백수진·이혜영·신호은
기 획	대한민국의학한림원
펴 낸 이	김주연
북디렉팅	엄재근
기획편집	그린팰스
디 자 인	M.S.G.
펴 낸 곳	지식플랫폼
주 소	서울시 구로구 경인로 662 디큐브시티 15층 1512호
등록번호	제 25100-2017-000051호
이 메 일	bookplatform@naver.com
팩스번호	02-6499-4370

값 18,000원
ISBN 979-11-88910-77-9 (13360)

이 책은 저작권법에 의하여 보호를 받는 저작물이므로 무단 전재와 무단 복제를 금합니다.
잘못된 책은 구입하신 서점에서 바꾸어 드립니다.

디지털 전환 시대
리더가 꼭 알아야 할
의료데이터

기획 : 대한민국의학한림원
지은이 : 김재선, 정원준, 백수진, 이혜영, 신호은

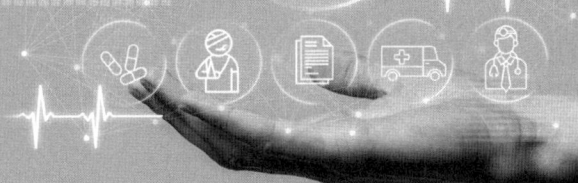

의료데이터를 어떻게 더 의미 있고
안전하게 활용할 수 있을까?

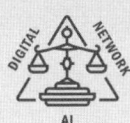

지식플랫폼

발간사

    대한민국의학한림원(의학한림원)이 우리나라 의학계와 법조계 등 의료데이터 관련 분야에 전달할 소중한 지견과 제안을 담은 책, 『디지털 전환 시대 리더가 꼭 알아야 할 의료데이터』를 발간하게 되어 무척 기쁘게 생각하며 그간 이 사업을 위하여 헌신하신 김재선, 정원준, 백수진, 이혜영, 신호은 저자분들께 깊은 감사와 존경의 뜻을 올립니다.

    대한민국의학한림원은 의학 및 관련 전문분야의 석학 단체로서 의학 발전과 국민 건강증진에 이바지하기 위하여, 과학적 근거에 기반하여 어느 쪽으로도 편향되지 않는 객관적이고 가치중립적인 시각으로 사안을 바라봄으로써 우리 사회를 위하여 신뢰할 만한 지식과 정보를 제공하고 건설적 제안을 하고자 노력하고 있습니다. 이러한 노력을 통하여 그동안 회원 각 개인이 사회로부터 받았던 혜택을 사회에 환원하고자 하는 단체입니다. 그리고 불필요하고 지나친 사회적 갈등을 경감시키고자 국민들께 과학적 근거를 기반으로 신뢰할 수 있는 객관적 지견을 말씀드리고 갈등이 예상되는 사안에 대하여 조금 일찍 고민하여 그 결과를 바탕으로 사회에 제안을 드리고자 노력하고 있습니다.

    대한민국은 의료와 정보통신기술에 있어 선진국의 위치에 있고 오랫동안 국민 개보험 체제를 통하여 많은 양질의 의료정보를 축적하고 있습니다. 인공지능을 대표로 하는 디지털 대전환 시대에 접어들면서 마땅히 귀중한 자료와 정보를 활용하여 국민건강 증진, 의학연구와 기술개발에 이용하여야 하지만, 여러 가지 제도적 검증과 기술적 보완, 그리고 환자의 개인정보, 정보의 관리주체와 권리주체에 대한 사안으로 인하여 그 활용의 방향은 제시되었으나 다른 사회적 데이터베이스의 활용의 경우와 달리 세부사항을 다듬고 실천하는 데에는 아직도 많은 시간과 노력을 요하고 있습니다.

그리고 새로운 제도가 도입될 때 늘 그랬듯이 이해 당사자의 첨예한 대립, 우려, 반발, 그리고 불투명한 미래에 대한 과도하거나 미흡한 대비, 기술의 확산과 기술 소비자 친화성 확보 등의 여러 가지 문제들을 풀어 나가야 합니다. 더욱이 자칫 이해당사자 그룹 중 어느 그룹이 소외되고 희생을 요구받을 때 이는 정의롭지도 않을뿐더러 강력한 반발로 인하여 결과물의 질이 저하되고 사업의 추진 동력을 잃곤 합니다. 그렇기에 이러한 복잡한 사안들을 법과 규정에 담는 일은 매우 힘든 작업이며, 그럴수록 비교적 중립적 가치의 시각에서 문제를 바라보고 이해상충 문제가 적은 전문가 단체에서 각계의 의견을 수합하여 서로 수용할 수 있는 대안을 제시하는 것이 중요하다고 생각합니다.

그러한 노력의 하나로 이 책이 마련되었습니다. 이 책의 발간을 기획해 주신 동국대학교 법학대학 법학과의 김재선 교수님과 의학한림원의 한

상원 부원장님의 노고에 깊이 감사드립니다. 아울러 혜산연구기금을 통하여 이 연구가 가능하도록 후원해주신 서울의과대학연구소 이경률 회장님께도 마음 깊이 감사드립니다. 모쪼록 이 책의 내용이 늦지 않은 시기에 관련 인사들에게 전달되고 확산되어 의료데이터 관련 법령과 제도를 논의함에 있어 귀중한 참고자료로 이용되는 한편, 의학, 법학, 행정학 등을 공부하는 후학들에게도 좋은 지침이 되기를 바랍니다

2023년 6월
대한민국의학한림원 원장 왕규창

추천사 1

4차 산업혁명 시대에 발맞춰 보건의료 분야는 큰 전환점을 맞이하고 있습니다. 데이터와 인공지능 기술의 발전은 산업 전반에 영향을 미치고 있고, 의료 전반에 걸친 패러다임의 변화를 가속화하고 있습니다.

특히 코로나19 사태 이후 인류는 비대면과 대면이 혼재하는 위기이자 새로운 혁신의 시간을 맞이하고 있습니다. 데이터는 이제 하나의 신뢰 자본이자 새로운 산업의 밑거름입니다. 그 시작은 양질의 보건의료데이터를 확보해 안전하게 활용하고 공유하는 것이라고 생각합니다.

이러한 시점에 대한민국의학한림원이 발간한 『디지털 전환 시대 리더가 꼭 알아야 할 의료데이터』는 국내 의료데이터를 활용한 빅데이터의 지속 가능한 발전을 위한 시급한 현안을 점검하고, 이를 통해 의료계가 나아가야 할 가장 바람직한 방향이 무엇인지 제시하는 좋은 안내서가 될 것입니다. 또한, 의료 분야뿐만 아니라 빅데이터와 인공지능을 활용한 산업 전반에서 스타트업과 새로운 트랜드를 선도하는 이들에게 인사이트를 제공해줄 것이라 확신합니다.

2023년 6월
SCL헬스케어 회장 이경률

추천사 2

　요즈음처럼 데이터의 중요성이 회자되고 있는 때가 없었고, 특히 ChatGPT(Microsoft)와 Bard(Google), 그리고 AskUp(Upstage/카카오톡) 등으로 인하여 일반인들에게도 정확하고 빠른 데이터의 위력이 실감되는, 소위 디지털 전환 시대를 살아가고 있는 현대인들에게(특히, 의료인들에게) 본 책자는 마치 가뭄에 단비처럼 여겨지는 내용을 담고 있습니다.

　의료데이터와 인공지능의 활용과 의료의 혁신은 어떻게 연결되는 것인지에 대한 질문과 답을 통해서 독자들은 디지털 전환이 이루어낼 의료의 미래에 대해 통찰을 얻을 수 있을 것입니다. 또한 본 책자의 저자들이 주로 법학을 공부하고 강의하시는 분들이기 때문에, 의료데이터에 대한 정의, 의료 마이데이터의 활용 사례, 의료데이터 권리관계, 의료데이터 정보주체의 법적 권리, 의료데이터 활용을 위한 의료기관의 법적 권리 등 의료데이터의 실체와 활용에 있어서의 문제를 주로 법적인 측면에서 관통하며 소상히 다루고 있습니다. 또, 우리가 데이터를 논할 때 반드시 언급되어야 할 기술적·제도적 문제들에 대해서도 자세히 다루며 책자를 마무리하고 있어서 금상첨화라고 할 수 있습니다. 본 책자는 의료데이터에 대한 크고 작은 의문점들을 체계적으로 해결해줄 수 있는 귀중한 자료를 담고 있다는 점에서 필독을 추천합니다.

　본 책자를 발간하기까지 각고의 노력을 기울여 주신 공저자들의 노고에 감사드립니다. 다섯 분 모두가 자신의 업무에 바쁜 일상을 보내면서도 시간을 내어 한 올 한 올 책자를 엮어주신 덕에 오늘 우리가 귀중한 자료를 만날 수 있게 된 것입니다. 특히 대표 저자인 김재선 교수는 의료와 관련된 각종 법, 규정 및 제도에 대한 연구를 꾸준히 해온 석학으로 2022년 의학한림원의 연구과제를 맡으면서 의학한림원과 인연을 맺고 그 이후 법학계와 의학계의 가교로서 본격적인 공동연구와 학술활동을 전개하고 있는 인재입니다. 김재선 교수의 훌륭한 의지와 선각자적 혜안으로 이렇게 귀중한 책자가 빛을 보게 되었다는 점을 말씀드리지 않을 수 없습니다.

앞으로도 우리나라 학계의 고질병인 학제 이기주의라는 벽을 허물고 서로 다른 학문 분야 간의 격의 없는 협력 연구를 통해 학문 발전과 국민 행복이라는 공동의 목적을 위해 헌신할 수 있는 많은 학자들이 나올 수 있길 고대하며, 본 책자가 그러한 의미에서도 큰 역할을 해줄 것으로 믿어 의심치 않습니다. 감사합니다.

2023년 6월
대한민국의학한림원 고문 임태환

목차

발간사 / 4
추천사 / 7
들어가며 / 13

제1장 / 디지털 전환 시대 의료 혁신　　　　　　　21

1. 디지털 전환 시대의 등장 / 23
2. 의료데이터, 인공지능의 활용과 의료의 혁신 / 29

제2장 / 누구나 알아야 할 의료데이터 법제　　　　47

1. 의료데이터는 무엇일까? / 49
2. 의료데이터는 어떻게 정의할까? / 57
3. 의료데이터의 의미 있는 활용(Meaningful Use) 논의 / 70

제3장 / 의료데이터의 활용 사례　　　　　　　　　81

1. 대표적 의료정보 유출 및 사건 사례 / 83
2. 의료정보보호에 관한 미국의 개별 사례 / 88
3. 의료데이터를 둘러싼 소유권 논쟁 / 96

제4장 / 의료데이터 권리관계　　　　　　　　101

1. 의료데이터 활용과 권리관계 문제 / 103
2. 보건의료데이터의 특수한 맥락 / 110
3. 데이터 오너십(Ownership)에 대한 법이론적 검토 / 119
4. 환자데이터는 사적 재산(Property)에 해당하는가? / 126
5. 환자데이터는 누가 소유하는가? / 132
6. 향후의 논의 방향 / 138

제5장 / 의료데이터 정보주체의 법적 권리　　　　　141

1. 의료정보의 디지털 전환에 따른 현실 / 143
2. 정보주체의 권리보호가 의료데이터 활용에서 어려운 이유 / 145
3. 법적으로 보장되는 정보주체의 권리의 성격과 유형 / 147
4. 정보주체로부터 받아야 하는 적법한 동의란 무엇일까? / 154
5. 「개인정보보호법」에 따른 동의 시 고려할 사항 / 156
6. 별도의 동의가 필요한 경우: 동의 범위를 초과한 이용 및 제공 / 161
7. 민감정보에 대한 고려사항 / 164
8. 가명 처리에 대한 특례 제도와 한계 / 167
9. 「생명윤리법」에 따른 활용 / 170
10. 「생명윤리법」에 따른 동의 면제 기준 및 절차 / 174
11. 의료데이터 활용에서 정보주체의 권리보호 방안 / 176
12. 정보주체를 위한 법적 권리에 대한 과제 / 183

제6장 / 의료데이터 활용을 위한 의료기관의 법적 권리　　185

1. 의료데이터 활용과 의료기관의 법적 권리 / 187
2. 의료데이터를 소유할 수 있을까? / 191
3. 「데이터산업법」 데이터 자산의 보호 / 203
4. 「산업디지털전환법」 산업데이터의 사용·수익권 인정 / 206
5. 「부정경쟁방지법」 데이터 부정사용행위 금지 / 211
6. 기존 지적재산권법 체계에 의한 보호 / 216
7. 의료기관 법적 권리의 과제 / 220

제7장 / 의료데이터 활용을 위한 기술적 과제　　225

1. 의료데이터 활용에 대한 패러다임 전환 / 227
2. 의료데이터 활용을 위한 기술적 논의의 기초 / 230
3. 국내의 의료데이터 활용을 위한 기술적 제도 현황 / 240
4. 해외의 의료데이터 활용을 위한 기술적 제도 현황 / 247
5. 대한민국 의료데이터의 과제 / 259

참고문헌 / 262
집필진 소개 / 267
용어설명 / 279

들어가며[1]

"도로 상황을 고려하여 가장 빨리 목적지에 도착할 확률을 계산하여 길을 안내하는 내비게이션, 배차 수락 가능성이 가장 높은 운전사를 선택하여 택시를 배차하는 택시 호출 서비스, 신맛에 잘 반응하는 유전자를 가진 사람에게 신맛 요리의 식당을 추천하는 미식 앱, 개인이 좋아하는 콘텐츠를 지속적으로 노출하는 SNS 광고나 콘텐츠 추천…"

이미 구현되어 있거나 앞으로 나올 수 있는 서비스 유형이다. 디지털 세상으로의 전환으로 우리 주변에 있는 모든 상황이 데이터가 되고, 그 데이터는 디지털화된 플랫폼에 저장되고 다시 활용되고 있다. 데이터가 단순히 수집되고 저장되던 시대는 지났다. 데이터는 플랫폼에 저장되는 것을 넘어서 인공지능이 학습하고 분석하여 미래를 예측하고, 개인이 필요로 하는 것을 맞춤형으로 찾아내는 시대가 되었다. 하지만 만약에 이 서비스가 아래와 같이 이용되면 어떻게 될까?

"사고가 다수 발생하는 지역이라도 빨리 도착할 수만 있다면 안내하는 내비게이션, 배차 수락 가능성이 높은 운전자에게 높은 가맹료를 부과하거

---

1 본 머리글은 본 저술의 대표 저자인 김재선 교수(동국대 법학과, 법학박사, J.D.)가 작성하였다.

나 배차를 거부하면 가맹을 거절당하는 택시 호출 서비스, 매운맛에 잘 반응하는 유전자를 가졌지만, 과도하게 먹어서 건강에 해가 되는데도 계속 매운맛 요리의 식당을 권하는 미식 앱, 청소년이 자살 콘텐츠를 검색하자 자살 콘텐츠를 더욱 많이 노출하여 자살할 확률을 높이는 SNS 콘텐츠 추천[2]..."

의료 영역에서도 마찬가지로 많은 데이터가 디지털화되고 있다. 과거 종이에 의료진이 직접 기록했던 의료기록은 전자의무기록(Electronic Medical Record, EMR)으로 대체되었고, 환자와 의사의 대화 과정에서 언급되는 여러 정보들이 다양한 관련 온라인 사전질문지로 기록되고 있다. 진료방식, 수술절차 등 과거 경험과 교육에 의하여 전달되었던 기록들도 매뉴얼화되어 전자적으로 기록된다. 식습관, 운동습관, 수면습관, 걸음 수나 운동량 등 개인 건강에 관한 정보들도 환자들이 스마트폰 등에 직접 입력하여 기록하거나 스마트워치를 몸에 부착하여 아예 자동으로 저장하기도 한다.

비대면 진료를 하는 과정에서는 더욱 많은 의료데이터가 생성되었다. 환자는 플랫폼에 접속하여 의료기관 또는 의료진을 선택하여 진료 예약을 하고, 진료를 받은 후 처방 내용이 전달되면 의약품 배송업체로부터 의약품을 배송받는다. 개인의 움직임에 대한 기록뿐만 아니라 유전자 정보, 임상데이터, 진단정보, 의료보험 청구 정보, 감염병 정보 등도 전자적

---

[2] 영국에서는 2017년 14세 소녀가 지속적으로 자살 관련 콘텐츠를 접한 후 자살하여 사회적으로 논란이 되었다(김재선, "허위정보 규제를 위한 행정법적 대응방안 – 영국의 규제 논의를 중심으로", 법학논집 제24권 제3호, 2020.)

으로 기록되고 데이터화된다. 코로나19 발생 이후 감염병 환자의 발생, 병상 배정을 위한 의료기관 현황, 전국의 의료진 배치 현황 등에 관한 데이터도 저장되고 있다. 이런 데이터는 유용하게 활용될 수 있다.

> "환자의 암 발생 가능성을 고려해서 검사 시기를 알려주는 의료기기, 유전적으로 훌륭한 예술가가 될 인재를 알아보는 유전자 검사, 건강보험 기록을 바탕으로 개인에 필요한 보험을 추천하는 보험사, 의료데이터를 인공지능으로 분석하여 개발하는 감염병 백신이나 유전질환 치료 기술, 수면 습관을 개선하는 디지털치료제…"

이렇듯 의료데이터는 직관적으로 환자가 손쉽게 병원을 예약하게 하고, 개인에게 필요한 건강관리 정보를 더 편리하게 알려주는 맞춤형 서비스로 활용된다. 환자는 의료기관을 옮기는 경우, 과거 병원에서 진료한 기록을 복사하지 않아도 디지털화된 나의 건강기록을 보여주면, 현재의 병원에서 진료를 이어갈 수 있다. 인공지능 비서는 환자의 병력, 의료기관 상담 내역, 연령과 성별을 고려한 질환 가능성을 분석하여 병원방문 시기를 알려주고, 예약을 대신해준다. 해외에 나가도 화상으로 전담 주치의와 대화하여 건강상태를 확인할 수 있다.

의료데이터는 감염병이나 유전질환 치료제와 백신 개발에도 활용된다. 디지털화된 데이터는 인공지능이 도입되면서 급속하게 발전하였고 그 가치도 커졌다. 유전정보를 고속으로 분석하는 차세대 염기서열분석 방식은 암 진단과 치료 기술을 획기적으로 발전시키고 있다. DNA를 분절화하여 기기에 넣으면, 같은 방향의 단염기서열을 다수 복제할 수 있는 시대가 된 것이다. 그렇다면, 아래와 같은 상황은 어떨까?

"폭력 성향을 분석하여 심각한 범죄를 일으킬 사람을 예측하는 유전자 검사, 건강보험 기록을 바탕으로 보험 가입을 거절하거나, 사회적 약자에게 보험료를 과하게 부과하는 보험사, 과도한 다이어트를 하려는 청소년에게 영양실조를 유발할 수 있는 다이어트를 권하는 진료 플랫폼…"

우리나라에서는 2020년 데이터 3법(「개인정보보호법」,「신용정보의 이용 및 보호에 관한 법률(약칭: 신용정보법)」,「정보통신망 이용촉진 및 정보보호 등에 관한 법률(약칭: 정보통신망법)」)이 개정되면서 신용데이터, 통신데이터, 금융데이터가 마이데이터로 활용되기 시작하였다. 개인을 식별하지 못하게 하는 가명 조치를 하면 정보주체의 동의 없이도 데이터 활용을 할 수 있어서, 여러 기관에 흩어졌던 정보가 결합되어 제3의 데이터를 만드는 것이 가능해졌다. 이를 활용하여, 한국데이터거래소(Korea Exchange, KRX)에서는 '금융시장기획데이터', '금융여지도', '온라인 업종별 소비 트렌드' 등의 정보를 공개하고 있다. 행정안전부에서 운영 중인 공공데이터포털에서도 국민건강보험공단의 '건강검진정보', 도로교통공단의 '사고유형별 교통사고 통계', 질병관리청의 '감염병 현황' 정보가 공개되고 있다. 2023년 3월 개정된 「개인정보보호법」은 개인의 동의를 중심으로 데이터가 보호되고 활용되어야 한다는 점을 명시하고 있다. 즉, 정보주체의 권리를 보호하되, 가명화된 정보의 활용을 촉진하고, 데이터를 가치 있게 활용할 수 있게 된 것이다.

하지만 의료데이터는 인간을 대상으로 하는 연구에서 주로 활용되는 데이터라는 점, 의료라는 특수한 영역에서 예상되는 방식 이외에 부수적인 방식으로 데이터가 생성되고 활용된다는 점, 정보를 보유하는 주체인 환자와 정보를 생성하는 주체인 의료진이 함께 생성해낸 결과물이므로 생성주체인 의료진에 따라 정보의 생성과 해석이 달라질 수 있다는 점, 의료데이터가 활용될 때 가치가 예측하기 어려울 정도로 크지만 의료데이터가 유출되었을 때 피해도 예측하기 어려울 정도로 클 수 있다는 점 등에서 일반 데이터와 다른 여러 가치를 고려하여야 한다.

미국 HITECH 법안의 도입과 함께 전자의무기록 활용을 촉진하기 위하여 추진된 "의미 있는 활용(Meaningful Use)"의 논의는 의료데이터의 안전을 확보하면서 가치 있게 활용하기 위한 방안으로 지난 15여 년간 지속적으로 논의되었으며, 앞으로도 더 넓고 깊게 논의되어야 할 사안이다. 이에 따라 본 책은, 의료 마이데이터의 도입이 예상되는 시점에서 의료데이터를 어떻게 더 의미 있게 활용할 수 있을까에 대한 고민으로 기획 및 집필되었다.

먼저 제1장에서는 모든 것이 디지털로 전환되는 새로운 시대에, 의료데이터가 인공지능과 의료혁신이라는 관점에서 어떻게 나타나는지 살펴보았다. 비대면 진료, 디지털치료제와 같은 개별 서비스의 변화가 눈에 띄지만, 의료데이터를 학습한 영상분석 기술과 인공지능 신약 개발, 유전체 의학은 더욱 중대한 변화를 가져올 것으로 예상된다.

제2장에서는 의료데이터가 과연 무엇인지를 본격적으로 검토한다. '의료정보', '건강정보', '데이터', '데이터세트' 등으로 불리는 의료데이터는 결합 방식에 따라 새로운 정보로 재탄생된다. 각 법령에서도 의료데이터

를 달리 정의하고, 활용방안을 달리 설명하고 있다. 혼란스러운 법 규정을 연구자들이 어떻게 해석해야 할지에 대한 사례를 설명하고, 국회에서 논의 중인 「디지털헬스케어법(안)」에서 도입하려 하는 개인 의료데이터의 개념을 검토하였다.

제3장에서는 의료데이터 활용과 유출에 관한 대표적인 사례를 검토하였다. 한국의 약학정보원 사건, SK텔레콤 사건, 영국 케어닷데이터 사건, 대만 전민보험 사건이 대표적인 의료정보 유출 사건이다. 미국 보건복지부(HSS)에서 과징금을 부과한 사건들도 개별 의료기관과 환자들이 살펴보기 쉽도록 정리하였다. 의료데이터를 둘러싼 소유권 논쟁은 미국 캘리포니아 법원의 무어 판결과 플로리다 법원의 그린버그 판결을 통하여 검토하였다. 제1장에서 제3장은 행정법을 전공하고 의료법제, 기술법제, 행정 및 규제 법제를 연구하고 있는 동국대 법학과 김재선 교수가 집필하였다.

제4장에서는 의료데이터의 활용과 권리문제를 보건의료데이터의 특수한 맥락을 반영하여 검토하였다. 환자데이터가 과연 사적 재산인가, 의료데이터를 어떻게 소유하고, 어떻게 지배할 수 있을지에 대하여 심도 깊고 흥미롭게 분석하고 있다. 지적재산권법과 데이터 법제를 널리 연구하고 있는 한국법제연구원 정원준 박사가 집필하였다.

제5장에서는 의료데이터가 활용되기 위한 중요한 전제로 권리주체의 동의의 방식, 정보주체의 권리를 실질적으로 보장하기 위한 방안이 무엇인지를 검토하였다. 정보주체의 권리보호가 의료데이터 활용에서 어려운 이유는 무엇일까? 정보주체로부터 받아야 하는 적법한 동의란 무엇일까? 동의 범위를 초과한 이용과 제공이 있는 경우 정보주체의 권리는 어

떻게 될까? 생명윤리법을 전공하고 법과 철학, 윤리의 중간에서 사회적 합의에 이르는 과정을 조율하고 있는 국가생명윤리정책원의 백수진 연구부장이 집필하였다.

제6장에서는 의료데이터를 작성하고 관리하는 데 중요한 역할을 하는 의료기관의 권리에 관하여 분석하였다. 의료데이터를 과연 소유할 수 있을까에 대한 질문에서 시작하여 의료데이터를 규율하고 있는 현행 법령들을 기준으로 의료기관이 어떤 책임과 권리를 갖는지 분석하였다. 지적재산권법을 전공하고 의료기관의 법적 권리에 관심을 갖고 지속적으로 연구를 수행하여 온 법무법인 태신 이혜영 변호사가 집필하였다.

제7장에서는 의료데이터와 관련된 기술제도가 어떻게 변화하고 있는지를 분석하였다. 국내와 해외의 기술제도 현황을 분석하여 기술발전에 대한 제도적 뒷받침이 필요하다는 점을 설명하였다. 지난해 「리스크 대응을 위한 규제 거버넌스의 구축에 관한 공법적 연구」를 주제로 박사학위를 받은 숙명여대 신호은 박사가 집필하였다.

본 도서는 대한민국의학한림원 왕규창 원장님, 한상원 부원장님, SCL 헬스케어 이경률 회장님, 대한민국의학한림원 임태환 고문님, 대한민국의학한림원 연구정책위원회 윤건호 교수님 등 여러 위원님의 도움과 격려로 기획되었다. 특히 현장에서 의료데이터를 생산하고 관리하는 의료계, 이를 잘 활용할 수 있는 기술을 축적해가고 있는 산업계, 정보주체로서의 환자, 의료데이터의 안전한 활용을 위해 노력하는 여러 전문가 분들의 귀한 조언으로 탄생할 수 있었다. 기술발전에 따른 시대 변화를 제도가 완벽하게 따라가기는 어렵다. 하지만 제도가 잘 설계되지 않거나 기존에 있던 제도가 변화되지 않는다면 구시대에 머물러 있는 제도는 새로운 사회의 걸림돌이 될 수 있다. 이 책을 읽는 의료인, 산업계 전문가, 환자, 정책과 제도 설계자분들께서 의료데이터를 어떻게 정의하고, 어떻게 제도화할 수 있는지에 대하여 보다 쉽게 이해하고, 생각해볼 수 있는 계기가 될 수 있기를 희망한다.

2023년 6월
대표 저자 김재선

제1장

디지털 전환 시대 의료 혁신

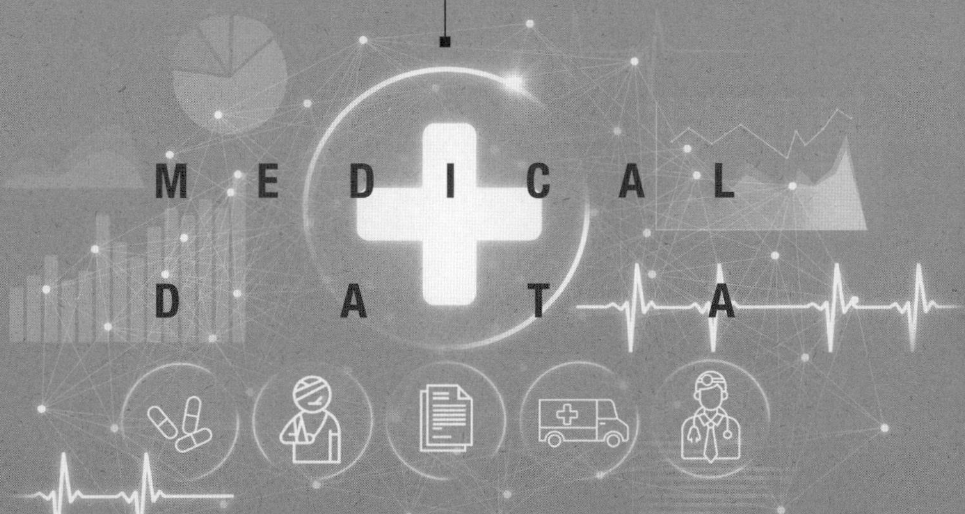

김 재 선

동국대 법학과 교수 / 법학박사, J.D.

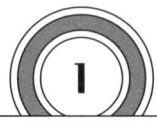

디지털 전환 시대의 등장

1. 디지털 전환 시대, 새로운 서비스의 등장

　디지털 전환은 '디지털을 기반으로 하는 모든 것(All things about Digital)'로 정의된다.

　1990년대 초반부터 2000년대까지는 '정보의 디지털화 시대'로 볼 수 있다. 우리는 개인 PC나 노트북을 처음 사용하면서 아날로그 정보를 디지털로 전환하기 시작하였다. 우체국에 방문하여 우편물을 전달하고 두꺼운 책을 들고 다니면서 빽빽하게 필기를 하던 사람들이, 이메일로 의사소통을 하고 노트북 자판을 두드리기 시작하였다.

　2000년대 이후 2010년까지는 '업무의 디지털화 시대'로 볼 수 있다. 개별 정보의 디지털 전환을 넘어서 웹(Web)을 기반으로 한 업무 전반의 전환이 이루어졌다. 사람들은 정보통신혁명을 본격적으로 인식하기 시작했는데, 그 중심에는 생산활동의 디지털 전환이 있었다. 종이 없는 결재, 물건 주문과 생산의 자동화와 효율화, 결제의 간편화 등이 이루어지면서 IT 기술은 비용을 절감하고, 업무상의 비효율을 완화하는 수단으로 인식되었다.

2011년 이후, 디지털화는 디지털 전환(Digital Transformation) 시대로의 이동을 촉진하였다. 정보통신혁명으로 모든 서비스는 모바일 중심으로 빠르게 전환되었다. 스마트폰 사용률은 2010년 이후 수직 상승하여 2022년 기준 전 세계인구의 67%가 스마트폰을 사용하는 것으로 나타났다.[3] 이메일에서 더 나아가 SNS를 통해 간편한 의사소통이 이루어지고, 업무처리가 간소화되면서 보수적이던 공공서비스에도 모바일 시스템이 도입되었다. 디지털화된 플랫폼을 중심으로 다양한 서비스가 제공되었고, 유튜브와 넷플릭스를 통하여 전 세계의 콘텐츠를 즐길 수 있게 되었다. 넷플릭스는 2002년 DVD 대여 사업으로 시작하였지만, 2007년 스트리밍 사업을 시작하면서 전 세계 어디에서든 콘텐츠를 즐길 수 있는 기반을 마련하였다.

그리고 2020년 이후, 우리는 새로운 디지털 전환 시대를 맞이하고 있다. 오프라인 활동이 급격히 위축되었던 펜데믹 상황 속에서 디지털화가 가속화되었고, 사람들은 디지털 전환에 더욱 익숙해졌다. 온라인 교육, 화상회의, 온라인 쇼핑, 공유플랫폼을 활용한 여행예약(우버, 에어비앤비), 가상화폐와 사이버 경제까지 디지털 전환은 광범위하게 이루어졌다. 공공서비스도 빠르게 전환되어 모바일로 세금고지서를 받고, 등기부등본을 확인하고, 납세증명서를 발급하는 일도 더 이상 놀라운 일이 아니게 되었다.

---

3 "세계 스마트폰 사용자 53억 명 돌파… 세계 인구의 67%", Korea IT Times, 2021. 9. 13.

2. 디지털 전환과 인공지능, 데이터의 관계

더욱 중요한 변화는 디지털 전환으로 발생하는 여러 데이터에 있다. 디지털 전환 환경 속에서 사람들은 네이버나 구글과 같은 검색 사이트를 통하여 데이터를 형성하기 시작하였다. 일반 지식뿐만 아니라 전문지식도 지식인, 블로그, 카페 등을 통하여 생산되고 저장되고 가공되었다. 과거 업무과정에서 생성된 종이문서는 목적에 맞게 활용되고 나면 오프라인으로 저장되거나 파기되었지만, 이제 업무문서는 데이터화되고 저장된다. 모바일화와 SNS의 활성화 환경 속에서, 사람들은 기존에 데이터로 인식되지 못하였던 이동데이터, 구매데이터, 접촉데이터, 건강데이터 등 다양한 형태의 데이터를 생산하기 시작하였다. 개개인의 삶이 끊임없이 디지털화되고, 이것이 모바일 기기에 저장되는 환경이 조성된 것이다.

대표적인 사례를 살펴보자. 필자는 몇 년 전부터 회의에서 네이버의 클로바 노트를 사용하고 있다. 처음에는 받아쓰기 기능에서 한국어 발음을 정확하지 않으면 전혀 다른 내용이 기록되곤 했다. 큰 목소리로 말하거나 몇 번이고 고쳐서 말하고, 안 되면 손으로 다시 타이핑하는 등 수정에 더 많은 시간이 걸려서 계속 사용해야 할지 심각하게 고민하기도 했다. 하지만 최근에는 회의시간에 작은 목소리로 대화하는 내용까지 거의 그대로 받아적을 뿐만 아니라, 회의 내용을 요약해주는데 그 수준이 높은 편이라 편리하게 사용하고 있다. 음성인식 기술이 향상되었을 뿐만 아니라, 인공지능이 수많은 데이터를 학습하면서 음성인식, 회의내용 요약 기능에 이르기까지 점점 더 똑똑해지고 있다는 점을 체감하고 있다.

클로바노트 고객센터에서는 더 많은 데이터를 학습할수록 인공지능의 인식 정확도가 높아지며, 품질향상에 동의하는 경우 더 많은 음성을 학습할 수 있다고 안내하고 있다.[4] 즉, 사람이 클로바노트를 더 많이 사용하면 사용할수록 더 많은 학습 데이터를 제공하게 되고, 수집된 데이터는 인공지능의 품질향상에 도움이 되는 것이다.

카카오 지도의 경우도 우리가 쉽게 접할 수 있는 데이터 활용 사례이다. 카카오택시로 호출한 택시를 타면, 기사님들이 자연스럽게 내비게이션을 설정해 안내를 받는다. 낯선 지역에 가도 이용자들은 택시기사가 도로를 우회하지 않는지, 다른 곳으로 가는 것은 아닌지 더 이상 걱정하지 않아도 된다. 인공지능이 최적화된 길을 알려주기 때문이다. 몇 년 전 처음 내비게이션을 이용할 때에는, 내비게이션의 안내를 따르는 것이 오히려 더 시간이 걸리거나 길을 우회하는 경우가 발생하기도 하였다. 도로상황, 정체상황 등에 대해 최적화된 정보가 충분히 수집되지 않았기 때문이다. 일부 이용자들은 카카오, 네이버, 구글 지도를 동시에 켜고 어떤 지도가 더 정체되지 않는 길을 안내하는지 비교하면서 운전하기도 하였다. 하지만 요즈음 어떤 지도를 쓸지 굳이 고민하지 않는다. 많은 이용자 데이터들이 누적되면서 가장 최적화된 길을 내비게이션이 판단하고 안내하기 때문이다.

더 일상적인 사례로는 넷플릭스가 있다. 넷플릭스는 2010년 이용자 수가 폭발적으로 증가한 미국의 대표적인 빅테크 기업이다. 넷플릭스가 스트리밍 서비스에서 보여준 중요한 차별점은 바로 개인에게 맞춘 콘텐츠를 추천해준다는 것이다. 이용자 프로필을 설정하면서 몇 가지 정

---

4 클로바노트 고객센터 〈https://help.naver.com/service/24269/contents/12899〉 참조.

보를 수록하고 해당 프로필에 접속하면, '○○○ 님이 시청 중인 콘텐츠', '○○○ 님의 취향 저격 베스트 콘텐츠'를 추천한다. 또, 이용자의 연령, 거주지역, 성별, 콘텐츠 이용시간, 시청 취향 등을 분석하여 '힐링되는 한국 TV 프로그램', '어워드 수상 영화', '평단의 찬사를 받은 한국 드라마 시리즈', '우정에 관한 해외 영화 수상작' 등등 개인 취향에 맞는 콘텐츠를 추천한다. 이러한 콘텐츠 추천은 넷플릭스가 개발한 시네매치(Cinematch)라는 영화 추천 엔진 덕분이다. 시네매치는 개발 초기에 10만 건 정도의 영화를 장르별로 분류하고 분석한 뒤, 1,000만 명의 고객들에 대한 영화 시청 순위와 후기, 시청 이력 등을 분석하였다. 또, 고객들의 검색어와 클릭 패턴을 바탕으로, 실제 시청목록과 후기 작성 시 부여한 평점 등을 분석하여 고객의 취향을 파악하였고, 이를 최적화한 영화를 추천하였다. '고객의 취향'이라는 무형화된 데이터를 유형화된 데이터 자산으로 전환했으며, 이를 바탕으로 고객에게 더 필요한 정보를 제공한 것이다.

이러한 사례는 이제 우리 주변에서 흔히 경험할 수 있는 사례가 되고 있다. 자율주행 자동차의 성능도 고객의 데이터를 기반으로 매년 개선되고 있다. 고객이 자동차를 타고 이동하면서 전 세계의 지역을 촬영하여 자율주행 기업에 제공하고, 기업은 해당 정보를 분석하여 더 안전하고 최적화된 운송서비스를 제공한다.

새벽배송을 하는 회사에서는 물류창고에 적절한 재고를 확보하기 위하여 고객의 주문정보를 분석한다. 해당 지역 고객의 연령대, 주문물품과 주문량, 주문시간 등을 분석하여 최적화된 물품을 전날에 확보하도록 배치한다. 최적화된 재고확보는 기업의 마진율을 개선하고, 적절한 인력과 운송차량 배치를 통하여 기업의 운영비용을 절감하는 등 고객의 데이터는 중요한 전제가 되고 있다.

이렇듯, 인간은 이제 일상에서 데이터를 생성하는 주체가 되었다. 그리고 많은 기업들이 생성된 데이터를 수집하고 있고, 수집된 데이터는 인공지능이라는 새로운 기술을 만나 가공할 만한 데이터세트 형태로 변화하고 있다. 바야흐로 데이터 활용의 시대가 열린 것이다.

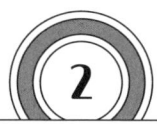

의료데이터, 인공지능의 활용과 의료의 혁신

1. 의료데이터와 인공지능, 의료의 혁신

오늘날, 데이터는 일상 서비스에서 널리 활용되고 있다. 소매유통, ICT·미디어, 교육, 금융, 부동산·건설, 숙박·식음료 등 수많은 산업 영역에서 고객의 이용경험, 산업의 동향, 지형의 변화 등이 끊임없이 생성된다. 데이터 유형도 상품이나 서비스 거래 정보, 이미지나 동영상 정보, 모바일이나 온라인, 소셜미디어, 센서 등 다양한 형태로 만들어진다. 산업계가 빠르게 '디지털 전환(Digital Transformation)'되는 가운데, 디지털화는 이제 의료데이터의 영역에서도 나타나고 있다.

미국의 스마트폰 사업자인 애플사가 2014년 애플 건강 애플리케이션을, 2015년 애플 워치를 출시하였는데, 애플사는 이 관련 사업들을 'Health Data in One Place'라고 명명하였다. 일상의 건강정보를 디지털 매체인 애플리케이션과 워치를 통하여 수집하고, 일상적인 건강을 증진하는 데 활용하겠다고 선언한 것이다.

2022년 애플사의 건강혁신에 관한 리포트에는 보다 구체적인 고객정보 활용 사례가 소개된다.[5] 애플사의 고객들은 스마트폰을 들고 걷거나 달리면서 걸음 수나 운동량을 측정하고, 다이어트, 흡연, 식습관 등에 관한 건강정보를 스스로 입력하면서 건강을 관리하기 시작하였다. 나아가, 스마트폰으로 의료기관 방문 예약, 질병에 대한 정보 획득, 원격진료 등을 하면서 수많은 건강 관련 데이터를 생산하고 있다. 이러한 데이터는 앞으로 더욱 많이 생성될 것이고, 기업은 이런 데이터를 수집하고 활용하여 더욱 정밀화된 개인별 맞춤형 건강관리, 개인 의료기록 저장 및 관리, 의료기관 방문 예약, 질병치료에 필요한 정보제공 등의 서비스를 제공할 것이다.

아마존은 의료기관과 디지털 헬스케어 기업에 직접 인공지능 서비스를 제공한다. 아마존의 클라우드 서비스인 AWS(Amazon Web Service)는 서울대병원, 고려대의료원, 삼성서울병원, 서울성모병원 등 주요 의료기관뿐만 아니라, 디지털 헬스케어 기업인 뷰노, 로킷헬스케어 등이 자사의 디지털 헬스케어 등에 활용하고 있다.[6] 즉, 환자의 의료기록과 진료기록을 수집하고 저장할 뿐만 아니라, 의료서비스 개선에 필요한 정보를 분석하고 제공하며, 민감정보 차단을 위한 AWS 솔루션을 제공한다. 특히 아마존 클라우드는 한국뿐만 아니라 전 세계 의료기관에 서비스를 제공하고 있으므로, 해당 서비스를 이용하는 의료기관은 익명화된 의료정보

---

5   Empowering people to live a healthier day-Innovation using Apple technology to support personal health, research, and care, July 2022.
6   정광성, "삼성서울병원은 왜 아마존 웹 서비스를 선택했나?", 의학신문, 2022. 9. 2.

를 클라우드에 보관하면서, 인공지능으로 분석된 데이터를 받아서 환자의 건강 개선에 활용할 수 있다.

〈1-1〉 아마존 헬스레이크 시스템의 데이터 활용 과정[7]

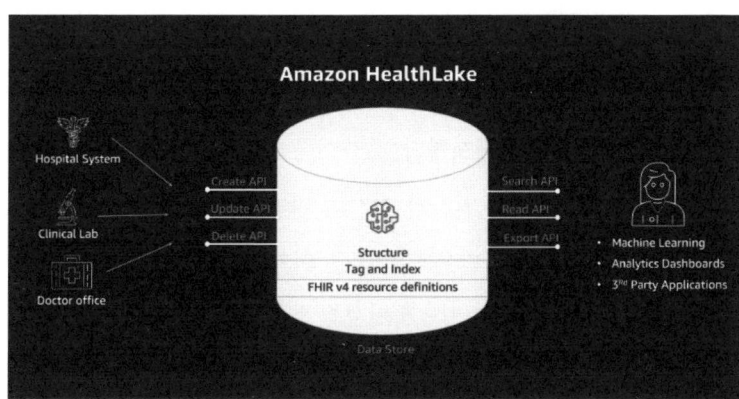

아마존 헬스레이크는 대표적인 의료혁신의 기반이 되는 서비스이다. 현재는 전 세계 의료기관에게 경쟁력 있는 가격으로 클라우드를 제공하며 서비스하고 있다. 특히 의료데이터의 활용에 난제인 표준화 기술을 FHIR(Fast Healthcare Interoperability Resources) 기술로 제공한다. 예컨대 임상기록 등 의료기록, PDF로 작성된 실험보고서 등의 문서, 보험 청구를 위한 양식, 엑스레이 정보나 MRI 정보와 같은 이미지, 환자와의 대화 등을 녹음한 오디오, 심전도 검사 등의 시계열데이터는 의료서비스 제공과정에서 생성되는 여러 데이터에 해당한다. 이러한 데이터를 별도의 처

---

7 아마존 AWS 소개자료 〈https://aws.amazon.com/ko/blogs/korea/new-amazon-healthlake-to-store-transform-and-analyze-petabytes-of-health-and-life-sciences-data-in-the-cloud/〉

리 없이 아마존 헬스레이크에 탑재하면 표준의료용어를 활용하여 인덱싱하고, 해당 정보를 분류, 검색, 분석, 업데이트한다. 특히 언어분석 시스템인 자연어 처리기술을 활용하여 보건의료 서비스 제공과정에서 발생하는 언어나 이미지를 표준화한다. 덕분에 연구자 또는 의료인은 키워드 검색만으로도 특정 질환에 대한 치료연혁, 치료사례 등을 검색할 수 있게 되었다. 또, 다양한 치료사례, 환자 관리 사례들을 분석함으로써, 의료서비스 개선의 비전을 제시한다.

의료행위는 전통적으로 인간과 인간의 만남을 통하여 이루어졌다. 오랜 시간 전문적인 훈련을 받은 의료진은 환자와 대면 진료를 통하여 의료데이터를 생성하고, 이를 치료목적으로 활용했으며, 의료기관 또는 의료인을 통하여 작성된 교과서나 임상자료 등이 교육을 통하여 후속 연구자 또는 의료인에게 전달되었다. 하지만, 이제 의료데이터는 의료기관이 아닌 대화 녹음, 스마트폰 앱 등 일반적 계측장비 등을 통해 일상적으로 수집되고 있다.

애플이나 아마존 같은 빅테크 기업뿐만 아니라 우리나라에서도 이러한 변화는 빠르게 전개되고 있다. 개별 서비스 변화 영역에서는 비대면 진료, 맞춤형 진료가 나타나고 있으며, 의료기기 영역에서는 디지털치료제, 로봇수술, 메타버스를 활용한 교육도 나타나고 있다. 보다 근본적인 치료 기술의 혁신 영역에서는 의료영상을 분석하는 기업이 등장했고, 신약을 개발할 때 데이터 분석기술을 활용하는 경우 등도 나타났다.

2. 의료데이터와 개별 서비스의 변화 비대면 진료, 디지털치료제

1) 비대면 진료의 활용 현황, 앞으로의 변화

2020년 3월 코로나19가 나타나면서 대면접촉을 통한 감염병 전파에 대한 의료인, 환자, 국민의 우려가 높아졌다. 접촉을 통한 감염병 전파를 방지하기 위해, 확진자에 대한 위치추적, 감염병 의심자에 대한 차단 조치, 사회적 거리두기, 교육기관 또는 공공기관의 폐쇄 등과 같은 강력한 차단 조치가 이어졌다.

교육기관인 초중등학교와 대학은 학교가 폐쇄되면서 비대면 교육을 시작했고, 사회적 거리두기가 시행되면서 비대면 배달 등은 비대면 산업을 확산시켰다. 특히 의료기관의 경우, 감염병에 취약한 환자들이 이용하는 곳이므로 감염병 환자에 대한 대면 진료가 사실상 어려워졌고, 이를 대신해 비대면 진료가 본격적으로 도입되었다. 2020년 12월 5월 신설된 「감염병의 예방 및 관리에 관한 법률」은 "의료인, 환자 및 의료기관 보호를 위한 한시적 비대면 진료"를 규정하고, 의료인 중 의사, 치과의사, 한의사는 감염병과 관련하여 「재난 및 안전관리 기본법」상 심각단계 이상의 위기경보가 발령된 경우, 유선, 무선, 화상통신, 컴퓨터 등 정보통신기술을 활용하여 건강 또는 질병의 지속적 관찰, 진찰, 상담을 할 수 있다고 규정하였다. 보건복지부는 공고를 통해 한시적 비대면 진료를 다음과 같이 규정하였다. "코로나19 감염병 위기대응이 심각으로 유지되는 동안, 전국 의료기관이 참여하여 유무선 전화 또는 화상을 통한 상담 및 처방이 가능하다. 다만, 진료의 질을 보장하기 위하여 문자메시지 또는 메

신저를 통한 진료는 불가하다."고 안내하고 있다.[8]

〈1-2〉 보건복지부 비대면 진료 현황[9]

■ 연도별 비대면 진료(코로나19 재택치료 포함) 현황

기 간	진료건수 (건보 청구기준)	진료비 (본인부담금 포함)	이용자 수	참여 의료기관
'20.2월~'20.12월	142만 건	214억 원	84만 명	9,397개소
'21.1월~'21.12월	319만 건	1,150억 원	126만 명	10,566개소
'22.1월~'22.12월	3,200만 건	1조 4,529억 원	1,272만 명	22,473개소
합 계	3,661만 건	1조 5,893억 원	1,379만 명	25,697개소

■ 2020년~2022년 연도별 비대면 진료 현황

기 간	진료건수 (건보 청구기준)	진료비 (본인부담금 포함)	이용자 수	참여 의료기관
'20.2월~'20.12월	142만 건	214억 원	84만 명	9,397개소
'21.1월~'21.12월	220만 건	351억 원	111만 명	10,258개소
'22.1월~'22.12월	374만 건	662억 원	205만 명	15,596개소
합 계	736만 건	1,227억 원	329만 명	20,076개소

■ 의료기관 종별 한시적 비대면 진료 참여 현황

의료기관(종)별	참여 의료기관 수(비율)	누적 진료건수(비율)
의 원	18,790개소(93.6%)	6,345,475건(86.2%)
병 원	995개소(4.9%)	273,075건(3.7%)
종합병원	254개소(1.3%)	389,424건(5.3%)
상급종합병원	37개소(0.2%)	356,631건(4.8%)
전 체	20,076개소(100%)	7,364,605건(100%)

---

8   보건복지부 보도자료, 2023. 3. 13.
9   보건복지부 보도자료, 2023. 3. 13.

그렇다면 비대면 진료는 어떤 과정을 통해 이루어질까? 감염병 환자들은 확진되면 자가 격리되므로, 먼저 비대면 진료용 앱을 설치하여 회원가입을 하고 주소와 결제정보를 입력한 후 코로나19 치료와 의료진을 선택한다. 의료진은 전화나 통신장비로 증상에 대하여 환자와 대화를 실시하고, 처방전을 해당 앱에 등록한다. 환자는 '주변 약국에 처방전 발송하기', '일반 배송 택배 받기' 혹은 '앱에서 제공하는 택배 받기' 등의 서비스를 선택하여 의약품을 배송받는다.

2023년 3월 기준, 비대면 진료가 도입된 이후의 이용현황을 살펴보면 다음과 같다. 먼저, 비대면 진료가 허용된 이후 3년(2020~2023년) 동안 비대면 진료는 약 2만 5,000 의료기관이 참여하였고, 약 1,379만 건이 처방되면서 329만 명 정도가 이용하였다. 특히 코로나19 발생 초기였던 2020년에 비하여, 2021년과 2022년에는 코로나19 치료에 참여한 의료기관의 수는 2배 이상, 비대면 진료 이용자 수는 84만 명에서 1,272만 명으로 증가하였다. 의원급 의료기관의 진료비율은 86%로 나타난 반면, 종합병원은 9% 정도로 나타났다. 질환을 기준으로 할 때, 고혈압, 기관지염, 당뇨, 알레르기 비염의 순서로 나타났으며, 재진환자는 81%가 이용했다.

코로나19가 완화되고 있는 상황에서 비대면 진료는 계속 허용될까? 2022년 『메디컬타임즈』의 조사에 따르면 비대면 진료의 허용 문제에 관하여, 의료계에서는 의료사고 책임소재, 의료전달체계의 확립, 비대면 진료 플랫폼에 대한 규제방안, 표준진료 가이드라인 등 의료의 질 확보를 전제 요건으로 제안하고 있다. 의료데이터의 활용과 관련하여서는 플랫폼의 사회적 책임을 언급하면서, 의료의 오남용 또는 상업화 문제, 의약품 배송, 환자 정보보호 등을 지적한다. 비대면 진료 운영 측면에서는 안정적

시스템의 운용, 전자의무기록(EMR) 연동이 중요한 과제로 떠올랐다.

〈1-3〉 비대면 진료에 대한 설문조사 현황[10]

	비대면 진료와 플랫폼	
비대면 플랫폼의 필요성	찬성	69.7%
비대면 진료 플랫폼의 문제점	의료기관과 결탁한 의료상업화 시도	49.4%
	원하는 약배송 등을 통한 오남용 우려	20.1%
	환자정보 유출 등 보안 문제	16.9%
	본인부담금 면제 등 비도덕 행태 유도	11.7%
플랫폼 기능에서 가장 중요한 점	안정적인 구동 시스템	77.8%
	EMR 연동 여부	58.8%
	화상기능 여부	39.2%
	프로그램 업데이트 결제 기능	30.1%
	비대면 진료 경험과 문제점	
비대면 플랫폼 경험	있음	68.1%
비대면 진료가 제도화 된다면 참여할 의사	있음	59.4%
비대면 진료 제도화를 위한 필수조건	의료사고 책임소재, 대상기관 명확화	75.6%
	의료전달체계 확립	62.2%
	비대면 진료 플랫폼 규제책 마련	59.0%
	표준진료 가이드라인 완성	49.4%
	사회적 합의	41.0%

비대면 진료가 도입될 경우, 의료기관 내에서 생성되던 의료데이터는 환자와 비대면 진료 플랫폼을 거쳐 의료인에게 전달되고, 의료인의 처방

---

10 박양명, "진료실로 파고든 비대면 진료… 의사 59% "제도화되면 참여"", 메디컬타임즈, 2022. 6. 27.

역시 비대면 진료 플랫폼을 거쳐 환자에게 전달된다. 처방전은 플랫폼이 제공하는 클라우드에 저장될 가능성이 높다. 그렇다면, 기존의 의료행위라는 범위 내에서 의료기관의 책임하에 보관되었던 의료데이터에 플랫폼사업자라는 새로운 관리주체가 생길 것이다.

그렇다면 의료데이터의 관점에서 볼 때, 어떻게 서비스를 효율화하면서도 환자와 의료진, 기술 발전의 균형을 맞출 수 있을까?

2) 디지털치료제의 등장, 의료기기의 개념 변화

2023년 2월, 국내기업 에임메드가 개발한 앱 '솜즈(Somzz)'는 최초의 디지털치료제로 식품의약품안전처의 승인을 받았다. 약 10여 년에 걸친 연구개발 끝에 국내 최초로 디지털치료제가 허가된 것이다.

솜즈는 불면증 환자에 대한 치료방법 중 표준요법에 해당하는 인지행동치료법(CBT-I)를 모바일 앱으로 구현한 치료서비스다. 의료기관에서 솜즈 이용을 처방하면, 환자는 6~9주간 잠드는 시간과 일어나는 시간 등을 솜즈에 기입한다. 앱을 통하여 환자에 대한 행동중재, 교육훈련이 실시되며, 앱 시스템에서는 실시간 피드백을 받아 수면습관을 개선하도록 지도한다. 식약처에 따르면, 에임메드는 6개월간 서울대병원, 고대안암병원, 삼성서울병원 등에서 임상시험을 거쳐 불면증 심각도 평가척도를 판단했는데, 통계적으로 유의미한 개선이 있다고 인정받았다. 특히 디지털치료제로 허용되어 의료기관에서 처방할 수 있게 되면서, 건강보험 수가가 인정되었다는 점도 의미하는 바가 크다. 앞으로 디지털 기업들의 디지털치료제 승인 사례는 더욱 증가할 것으로 보인다.

⟨1-4⟩ 국내 최초 디지털치료제로 인증된 솜즈의 사용법[11]

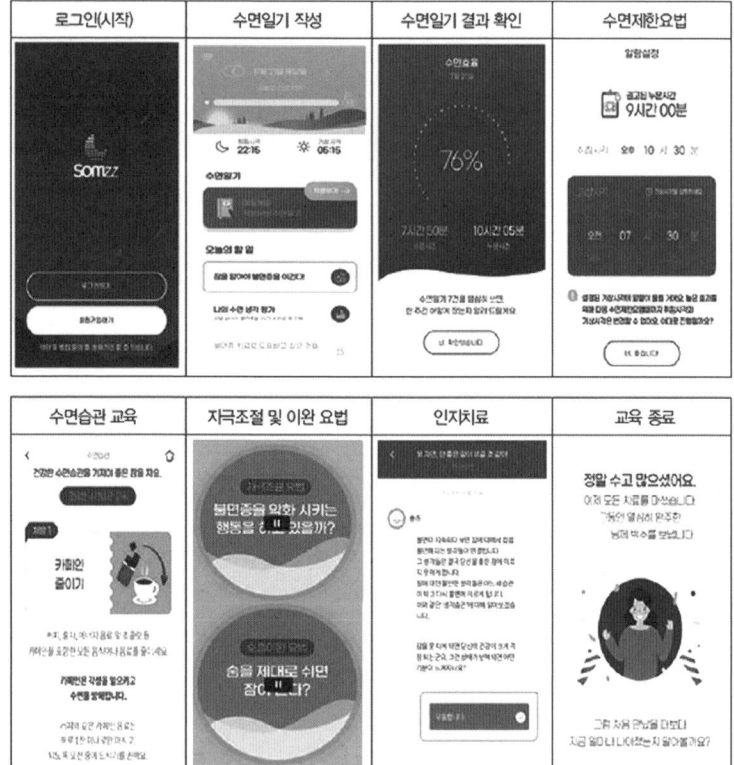

　　미국의 식품의약품안전국(Food and Drug Administration, FDA)은 그간 여러 건의 디지털치료제를 승인해왔다. 예를 들어 2017년 모바일 앱으로 약물중독을 치료하는 reSET과 불면증을 치료하는 Somryst의 제품을 디지털치료제로 승인하였다. 피어 테라퓨틱스(Pear Therapeutics)사에서 개

11　한은경, "[모두의 보건사업] 국내 최초 디지털치료제, 불면증 치료 앱 '솜즈'", 민족의학신문, 2023. 3. 10.(사진 출처: 식약처)

발한 reSET은 약물중독 치료를 위한 행동을 기록하고, 이를 평가해 상금 등으로 보상하는 시스템을 도입하였는데, 실제로 건강 개선 효과가 있음이 입증되었다.

〈1-5〉 불면증 치료제 reSET의 보상 방식[12]

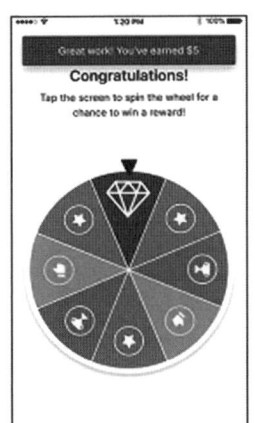
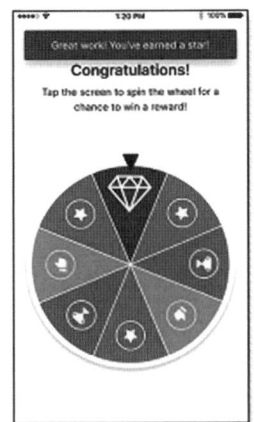

Figure 12: Example of reward, if eligible for gift cards

Figure 13: Example of reward, if eligible for virtual rewards only

Table 1. reSET App rewards. Reward icons by tier with their value and odds of appearance.

Reward Tier	Virtual Reward	Monetary Reward	Odds to appear
Tier 1		$100	0.2%
Tier 2		$20	8.0%
Tier 3		$5	41.8%
Tier 4		$0	50.0%

---

12 "reSET®: Digital Mobile Therapy: reSET Patient Directions for Use", at 14, 20.

수면장애 개선용 앱으로는 2018년 헤드스페이스(Headspace)사의 메디테이션(Meditation)이 있다. 앱에 수면시간을 기록하면, 메디테이션이 부족한 수면시간과 보충해야 할 수면시간을 알려주고, 12주간 수면패턴을 제안한다. 환자들이 이에 잘 따를 경우 수면의 질이 개선되었음이 보고되었다.

또, 2020년 주의력결핍과잉행동장애(ADHD)를 치료하는 앱인 아킬리 인터랙티브(Akili Interactive)는 8~12세의 소아 환자에게 처방하도록 허용되었다. 아킬리 인터랙티브는 게임방식을 도입하여, 비약물적 치료로 주의력과 집중력을 유지하고 충동성이나 과잉행동을 제한한다. 해당 앱을 사용한 어린이의 3분의 1 정도가 치료를 시작한 지 4주 이후 주의력 결손이 사라졌다고 보고되었다.

미국 FDA는 의료기기용 소프트웨어(Software as a Medical Device, SaMD)에 대하여 별도의 심의절차를 마련하고 신의료기기에 대한 사전심의제도를 도입하고 있다. 2017년 개정된 의료기기 심의허가 기준에서는 인공지능과 머신러닝을 활용한 SaMD에 대한 기준을 제안하였고, 2021년 제안한 행동지침(AI/ML SaMD Action Plan)에서는 SaMD에 대한 별도의 심사지침을 마련하되, 환자 중심의 투명성 강화, 편견 없는 규제방안 마련을 주요 행동지침으로 제안하였다.[13]

---

13 FDA, "Artificial Intelligence/Machine Learning (AI/ML)-Based Software as a Medical Device (SaMD) Action Plan", Jan. 2021.

3. 의료데이터와 의료의 변화

1) 의료데이터를 학습한 의료영상분석 기술

2022년 코스닥에 상장한 루닛은 의료 인공지능 솔루션을 활용한 기업으로, '인공지능을 통한 암 정복'을 제안한다. 루닛은 인공지능을 통해 진단용 이미지를 분석하고 진단하는 진단 보조 프로그램을 만든다.

〈1-6〉 루닛의 영상분석 관련 이미지[14]

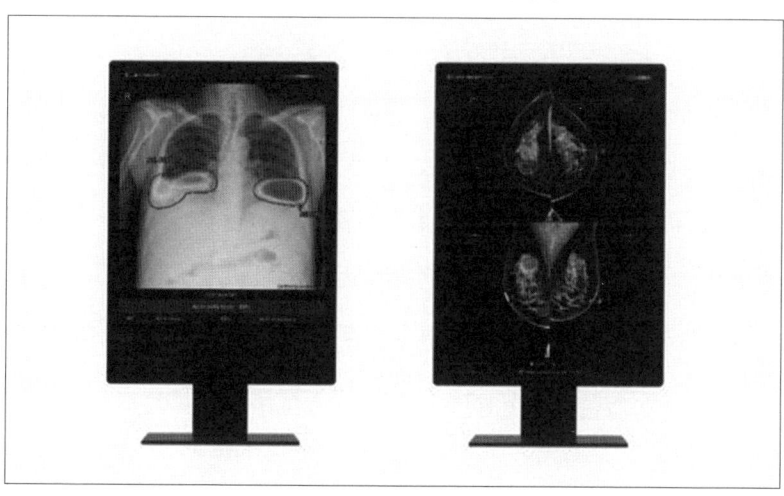

대표적으로 루닛 인사이트 CXR은 인공지능을 바탕으로 폐암, 폐결절, 폐경화, 기흉 등 10여 가지의 흉부질환을 진단하는 제품으로, 97~99%

---

14 루닛 인사이트 CXR과 MMG. "루닛, 북미 영상의학회서 AI 영상분석 솔루션 연구초록 11편 발표", 머니투데이, 2022. 11. 2.

의 정확도를 나타낸다고 소개한다. 루닛 인사이트 MMG는 유방촬영술로 촬영된 영상을 분석하여, 유방암의 존재 여부를 96%까지 정확하게 진단한다고 한다. 루닛의 소개자료에 따르면, 영국 에든버러대 의학연구소, 왕립의무실과 협업하여 약 1,960건의 실제 환자들을 촬영한 흉부 엑스레이를 판별하였다. 이때, 루닛 인사이트 CXR은 경력 20년 정도의 영상의학과 전문의 수준으로 암 발생 여부를 판별함으로써, 신뢰도 지수가 1에 가깝게 나타났다고 한다. 2023년 현재 루닛과 제휴를 맺은 의료기관은 국내 320기관, 해외 770기관이며, 각 의료기관으로부터 영상정보를 제공받아 학습량을 늘려가고 있어서 진단 정확도는 더욱 높아질 것으로 예상된다.

　인공지능을 활용한 영상분석은 의료데이터를 활용한 중요한 사례로 볼 수 있다. 의료기관에서 생성되는 여러 데이터는 의료기기의 발달에 따른 기술적 보완으로 지속적으로 발전해왔다. 하지만, 의료영상 이미지를 인공지능으로 분석하는 기술은 기존의 처치나 치료, 수술을 보조하는 의료기기와 달리, 의사의 진단과 처방을 보조하며 그 해석의 정확도가 매우 높다는 점에서 디지털 전환의 중요한 사례가 될 것으로 보인다. 현재 의료 이미지는 익명화된 환자의 영상을 제휴된 의료기관과 협업하여 학습하고 있으나, 앞으로 학습 데이터가 증가하면서 정확도가 더욱 높아진다면 영상의학 분야에서 중요한 변화가 나타날 것으로 예상된다.

　이렇듯, 영상 이미지를 포함한 의료데이터의 급격한 증가는 의료데이터의 활용으로 이어지고 있다.

2) 의료데이터를 활용한 인공지능의 신약 개발

치료제, 백신 영역에서도 인공지능과 데이터 활용은 임상자료의 수집과 분석, 치료제 개발을 위한 자료분석 등에서 사용되고 있다. 백신 개발 및 유전체 의학의 발달이 의료데이터에 대한 분석기술을 통해 이루어지고 있는 것이다.

① 백신 개발과 mRNA 분석, 의료데이터

코로나19가 발생하자 전 세계 국가들은 치료제와 백신을 개발하기 위한 경쟁에 돌입하였다. 미국의 경우 백신 개발을 위한 초고속작전(Operation Warp Speed, OWS)을 계획하고, 보건복지부(United States Department of Health and Human Services, HHS) 질병통제예방센터(CDC), 국립보건원 중심으로 정책을 추진하였다. 민간 기업으로는 모더나, 노바백스, 화이자 등 다수의 기업이 백신 개발에 참여하였는데, 미국 정부는 미국 국민에 대한 우선 공급 조건으로 적극적인 지원을 제안하였고 이로써 민관협력이 이루어졌다.

미국 정부는 2020년 4월, 패스트트랙으로 2020년 말까지 긴급 사용 승인이 가능할 정도의 백신 개발을 조건으로 모더나에 4억 달러 이상을 지원하였다. 2020년 5월에는 3억 도즈(아스트라제네카) 또는 1억 도즈(화이자, 노바백스)를 우선 제공받는 것을 조건으로 아스트라제네카에 12억 달러, 노바백스에는 16억 달러 등을 지원하였다. 사실상 백신 개발을 국가 자원화한 것으로 볼 수 있다.

백신 개발의 핵심 기술은 mRNA와 LNP(Lipid Nano Particle, 지질나노입

자)의 기술 융합에 있다. 바이러스 스파이크 단백질을 인코딩하는 mRNA를 LNP(지질나노입자)로 감싼 후, 상완근육에 투여하는 방식이다. mRNA가 면역세포 내에 이입되면 발현되는 스파이크 단백질이 면역체계에 의하여 이물질(Foreign Body)로 인식된다. 이후 면역반응을 일으키고, 이에 따라 중화항체가 생성되면서 T세포가 되살아나는 원리이다.[15] mRNA를 분석하여 백신을 생산하는 것은 30년 전에 이미 제안된 방식이다. 하지만, 이와 같은 연구를 빠르게 진행할 수 있었던 것은 임상시험, 연구현황 분석에 대한 여러 연구자들의 협업 덕분이라고 볼 수 있다.

② 유전체 의학, NGS를 활용한 DNA 분석

2013년, 유명한 할리우드 배우 안젤리나 졸리는 예방적 유방설제술과 함께 유방재건술을 받아 화제가 되었다. 안젤리나 졸리는 자신의 어머니, 이모, 외할머니가 유방암과 난소암으로 사망하자, 이를 계기로 유전체 검사를 받았고, 유방암 유전자인 BRCA1, BRCA2의 변이를 확인하였다. 안젤리나 졸리는 유방암에 걸릴 확률이 70%라는 진단을 받았고, 의사와의 상담을 거쳐 미리 유방의 일부를 제거하는 수술을 받았다.

유전체 의학은 DNA의 배열을 분석하는 차세대 염기서열분석(Next Generation Sequencing, NGS) 기술을 활용하여 빠르게 성장하고 있다. NGS를 활용한 DNA 분석 절차를 살펴보자.

먼저 연구자는 DNA를 일정한 조각으로 분화(Shearing)하고, NGS 장비

---

15 출처: NIH 보도자료, NIH to launch public-private partnership to speed COVID-19 vaccine and treatment options, 2020. 4. 17.

에 인식될 수 있도록 분화된 조각에 특정 표시를 붙이는 인덱싱 작업을 하여 라이브러리를 제작한다. 제작된 DNA 라이브러리를 NGS 기기에 넣으면, NGS 시퀀서가 분석기술로 빠르고 정확하게 분석해낸다. NGS 시퀀싱에서 생성된 DNA 데이터를 추출하여 FASTQ 파일을 제작하고, FESTQ 파일의 정보는 표준유전체 정보를 기준으로 하여 맵핑(Mapping) 된다. 맵핑은 유전체 서열을 배열하는 것이므로 '정렬(Alignment)'이라고도 한다. 정렬된 정보는 인공지능과 알고리즘으로 분석하여 변이를 검출하거나 유전자 검사의 주요 내용에 차이가 있는지 살펴본다.

3) 의료데이터를 활용한 연구 활성화

의료데이터는 여러 영역에서 활용되고 있다. 최근 보건복지부, 질병관리청, 한국보건의료정보원 등의 연구개발과제의 제목만 살펴보아도 의료데이터를 활용한 연구가 질병치료, 신약 개발에 얼마나 중요한 의미가 있는지 알 수 있다. 진단치료법 개발, 신약 개발, 의료기기 개발 등 여러 영역에서 의료데이터는 중요하게 활용된다.

〈1-7〉 인공지능, 디지털 헬스케어 연구 - 의료데이터 활용 연구 시나리오[16]

■ 신약개발연구(2021년도 의료데이터 활용 연구 시나리오)

기간	연구주제	연구수행기관명
1	의료정보 빅데이터를 활용한 폐암 항암치료의 간독성 예측모델 개발	가천대길병원
2	아캄프로세이트 안전성 연구	서울성모병원
3	의약품에 의한 심전도 이상 예측 및 신속 진단 딥러닝 알고리즘 개발	세종병원
4	수면장애 치료제 신약의 안정성과 유효성 평가를 위한 수면다원검사 분석 인공지능 소프트웨어 개발	춘천성심병원
5	임상 데이터 웨어하우스를 활용한 안과 질환 빅데이터 셋 구축 및 이미지 기반 인공지능 모델 개발	한길안과병원
6	효율적인 대상자 모집과 임상시험 성공률 제고를 위한 내장직장암 임상시험 대상자 모집 프로그램 개발	한림대성심병원
7	신약재창출을 위한 의약품의 제제-용량-반응 탐색 모형 개발	한림대성심병원

---

16 한국보건의료정보원 홈페이지 〈https://hins.or.kr/menu.es?mid=a20802000000〉.

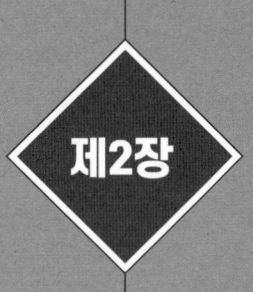

제2장

누구나 알아야 할 의료데이터 법제

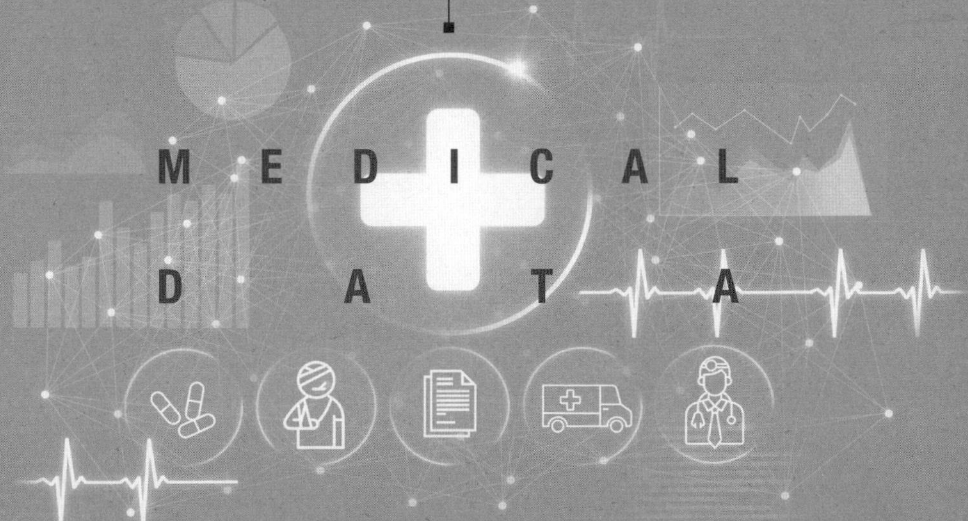

김 재 선

동국대 법학과 교수 / 법학박사, J.D.

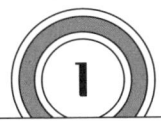

의료데이터는 무엇일까?

1. 의료정보, 건강정보, 데이터, 데이터세트

　의료정보, 건강정보, 데이터, 정보, 의료데이터와 건강데이터, 웰니스, 의료기기 등등 각양각색의 의료정보 관련어가 쏟아지고 있지만, 의료정보는 여전히 추상적이고 막연해서 우리 일상과 어떻게 관련되는지 명확하게 이해하기 어렵다. '의료'라고 하면 의료기관(병원)에서 접하는 서비스 영역이므로 전문가의 영역처럼 보이고, '건강' 또는 '건강관리'라고 하면 우리 생활에 가까운 영역이므로 개인이 관리하거나 최근에는 건강관리 앱을 통하여 기록·보관하기도 한다. '의료'와 '건강' 모두 포함하는 의료데이터란 과연 무엇일까?
　우리 주변에서 건강과 의료를 모두 포함하는 사례를 살펴보자. 눈이 침침하거나, 허리가 아프거나, 손목이 아프거나, 심장이 빨리 뛰는 느낌, 복부가 팽창하는 느낌, 체중이 증가하는 현상과 같은 일상적인 불편함은

'건강'의 영역으로 볼 수 있다. 평소 정기적인 운동을 하지 않거나, 맵고 짠 음식을 즐겨 먹거나, 비스듬한 자세로 업무를 보는 등 일상적인 습관 등에 의해서 형성된다. 따라서 '건강관리'로 해소될 수 있는 영역이다. 하지만 일상적인 불편함은 '의료'적 관리를 요하는 상황의 전조 증상이기도 하다. 일상적 증상들이 일정한 위험 수준에 이르면 우리는 의료기관을 방문하여 '의료' 영역의 진단과 치료를 받아야 하기 때문이다.

건강과 의료에 대한 판단과 유사한 영역 중 우리가 자주 접하는 부분은 '일반식품, 건강기능식품, 의약품' 영역이 있다. 건강기능식품은 "인체에 유용한 기능성을 가진 원료나 성분을 사용하여 제조·가공한 식품"[17]으로 정의되며, 이 중 기능성은 "보건 용도에 유용한 효과를 얻는 것"로 정의된다.[18] 식품의약품안전처(식약처)는 동물실험이나 인체 석용 실험을 통해 기능성이 있는 원료를 분류하고 그 효능을 인정한다. 식약처에서 기능성이 있다고 인정되는 원료를 활용하여 만든 식품은 건강기능식품으로 인정되어 판매된다.[19] 하지만 기능성은 과학적으로 판단되기 때문에 국가와 사회에 따라 건강과 기능을 다르게 본다. 미국 FDA, 한국 식약처의 과학적 판단 기준 마련이 중요한 이유이다.

의료데이터는 '의료행위(진단, 치료, 관리) 과정에서 작성 또는 활용되는

---

17 「건강기능식품에 관한 법률」 제3조 제1호
18 「건강기능식품에 관한 법률」 제3조 제2호
19 기능성의 종류에는 질병발생위험감소 기능(예: 골다골증 발생 위험 감소 기능으로 칼슘, 비타민D), 생리활성 기능(기억력 개선, 혈액 개선, 간 건강, 체지방감소, 혈당조절 등), 영양소 기능(비타민A, 베타카로틴, 나이아신, 판테토산 등)이 있다. 식품의약품안전처에서 고시하는 『건강기능식품 공전』에는 기능성 원료를 등재하고 있으며, 개별적으로 영업자가 안전성, 기능성, 기준 및 규격 등을 입증하여 인정받은 원료도 있다. 식품안전나라 홈페이지 '건강기능식품 원료별 정보' 참조.

정보'로 정의된다. 이 중 의료행위는 의료인이 의학적 전문지식을 기초로 행하는 진찰, 처방, 수술 등 질병의 예방·치료행위로 정의된다. 진찰은 환자를 관찰하여 병상과 병명을 판단하는 작용이며, 진찰 등을 바탕으로 질병에 적합한 약품을 처방하는 등 치료행위가 이루어진다.[20] 따라서 이러한 과정에서 발생하는 모든 데이터를 의료데이터라고 할 수 있다.

2. 의료데이터의 유형 – 의료정보, 의료데이터

1) 의료데이터의 유형 개관

살펴본 것과 같이 의료데이터는 '의료영역에서 나타나는 광범위한 데이터'라고 정의할 수 있지만, '의료'와 '데이터'는 그 개념이 확정적이지 않고 지속적으로 변화하고 있다.

먼저 의료정보는 개인정보, 진료정보, 의료정보, 건강정보 등으로 분류할 수 있다. 좁은 범위에서 '의료정보'는 의료기관 내에서 진료정보 또는 의료정보'로 작성되며, 주로 치료목적으로 활용된다.[21] 하지만 의료데이

---

20 보건복지부 보건복지상담센터 '자주 하는 질문' 참조.
21 의료행위는 "의학적 전문지식을 기초로 하는 경험과 기능으로 진찰, 검안, 처방, 투약 또는 외과적 수술 등을 시행하여 질병의 예방 또는 치료행위와 그 밖에 의료인이 행하지 아니하면 보건위생상 위해가 생길 우려가 있는 행위"를 의미하며, 진찰이란 "환자의 용태를 관찰하여 병상과 병명을 규명·판단하는 작용으로 그 진단 방법으로는 문진, 시진, 청진, 타진, 촉진, 기타 각종의 과학적 방법을 써서 검사하는 등 여러 가지가 있고, 위와 같은 작용에 의하여 밝혀진 질병에 적합한 약품을 처방, 조제, 공여하거나 시술하는 것이 치료행위"라고 정의된다. 보건복지부 보건복지상담센터 '자주 하는 질문' 참조.

터를 논의할 때, 치료목적으로 수집·활용되는 데이터뿐만 아니라 예방과 관리 과정에서 나타나는 데이터도 상당히 중요하다. 따라서 최근에는 의료데이터의 개념이 확장되어 '건강증진을 위한 활동'에서 발생·축적되는 다양한 정보, 즉 일반 개인정보와 건강정보가 포함되고 있다.

의료정보의 개념을 다시 정리하면 다음과 같다. 일반 개인정보는 '환자의 신상에 관한 개인정보'로 성명, 주소, 주민등록번호 등을 의미한다. 진료정보는 '진료를 목적으로 의료기관 내에서 작성·활용되는 기록'으로 흡연여부, 병력, 생활주기 등을 의미한다. 의료정보는 '의료기관 내외에서 작성, 보관, 활용되는 기록'으로, 치료목적을 위해 수집·활용된다. 마지막으로 건강정보는 '건강의 예방과 증진과 관련된 광범위한 정보'로 일상 정보, 유전정보 등을 의미한다.

〈2-1〉 의료데이터의 유형(예시)[22]

정보의 유형	작성자 기준	의료정보의 예시
(일반) 개인정보	환자 신상에 관한 기록	성명, 주소, 주민등록번호 등 진료 초기에 작성하는 정보
진료정보	진료를 목적으로 의료기관 내에서 작성·활용되는 기록	흡연 여부, 병력, 생활주기 등
의료정보	의료기관 내외에서 활용되는 기록	진단명, 수술명, 수술일, 처방의약품 명칭 등
건강정보	건강의 예방과 증진에 관한 광범위한 정보	건강증진과 관련된 일상 정보, 유전정보 등

---

22 보건의료빅데이터 플랫폼 시범사업 추진계획(안), 2017. 12.

2) 데이터 보유기관에 따른 분류

먼저 의료서비스를 제공하는 과정에서 전자의무기록(EMR), 전자영상 전송시스템(PACS) 자료, 처방전달시스템(Order Communication System, OCS) 자료 등으로 의료데이터가 형성된다. 환자정보프로그램(Customer Relationship Management, CRM), 병원정보시스템(Hospital Information System, HIS) 자료 등도 이에 해당한다. 또, 의료서비스 제공과정은 아니지만, 국민건강보험공단 건강보험 자격 및 검진자료, 건강보험심사평가원 건강보험 청구자료, 국립암센터 암 등록 자료, 질병관리본부 국민건강영양조사 자료, 질병관리본부 유전체 역학자료 등이 생성되어 의료데이터로 활용된다.

생성된 의료데이터는 각 기관의 업무 또는 연구 목적에 따라서 저장 및 활용된다. 전자의무기록(Electronic Medical Record, EMR)이나 전자건강기록(Electronic Health Record, EHR) 정보는 환자의 치료를 목적으로 저장·활용된다. 의료비 지불 데이터나, 국민건강보험 가입 데이터는 국민건강보험공단, 국민건강심사평가원의 보험 청구 등을 위해 저장·활용된다. 유전체학이나 단백질체학, 미생물학 임상연구 데이터와 같은 연구 목적 데이터는 질병관리청, 국립보건연구원 또는 개별 의료기관에서 법률상 목적에 한하여 보관·활용된다.

최근에는 의료데이터 활용에 대한 관심이 높아지면서, 민간 영역에서도 여러 데이터를 활용하고 있다. 예를 들어, 개인이나 콘텐츠 기업이 운영하는 건강 포털 사이트, 스마트폰 애플리케이션, 유튜브나 블로그 등에서 건강과 관련된 정보를 수집·활용하고 있다.

⟨2-2⟩ 의료데이터 활용의 유형(예시)[23]

분류	데이터 종류	보유기관(예시)	
		공공	민간
임상데이터	전자의무기록(EMR), 전자건강기록(EHR)		의료기관
기기 기반 데이터	의료비 지불, 건강보험 가입 데이터		의료기관
전송 데이터	의료비 지불, 건강보험 가입 데이터	국민건강보험공단, 건강보험심사평가원	
오믹스데이터	유전체학, 단백질체학, 대사체학 및 미생물학 임상 연구데이터	질병관리청	의료기관
인간 생성 데이터	웨어러블, 홈 모니터링 장치, 모바일 앱		개인
웹 또는 소셜미디어	건강 포털, 소셜미디어		개인, 대중, 콘텐츠플랫폼 기업

3) 데이터 결합 방식에 따른 분류

이렇게 수집된 개별 데이터는 가명화 등을 거쳐 필요한 기준과 목적에 따라 분류 및 결합되고, 결합된 데이터는 다시 데이터세트로 분류된다. 예를 들어, 건강보험심사평가원의 요양기관 상세 내역은 국민건강보험공단의 건강증진센터 이용현황과 결합하여 병·의원이나 약국의 이용현황을 예측하게 한다. 또, 국민건강보험공단의 건강보험 가입자료는 건

---

23 출처: 보건의료빅데이터 플랫폼 시범사업 추진계획(안), 2017. 12.

강보험심사평가원의 의료기관별 진료비 현황이나 보험급여 청구 내역과 결합하여 '급여 및 보험 관련 행정 데이터세트'가 될 수 있다. 국민건강보험공단의 국가중점 의약품 처방 내역은 건강보험심사평가원의 의약품 상위성분 처방 현황이나 원외처방 약제 통제자료와 결합하여 '의약품정보 및 처방내역 등 의약품 데이터세트'가 될 수 있다. 질병관리청의 특정 대상자들로 구성된 목적용 데이터 등은 호흡기질환 코호트 데이터나 다빈도 상병 급여 현황 정보와 결합하여 '질환 및 역학 등 질병 데이터세트'가 될 수 있다.[24]

가명화된 정보를 결합하는 기관은 보건의료 분야의 결합전문으로 지정된 기관에서 수행한다. 2020년 10월, 보건복지부 장관 고시로 국민건강보험공단, 건강보험심사평가원, 한국보건산업진흥원이 결합기관으로 지정되었다. 2023년 현재는 국민건강보험공단, 건강보험심사평가원, 국립암센터, 한국사회보장정보원이 보건의료 분야 결합전문기관으로 가명정보의 결합, 폐쇄 공간 제공 및 처리 지원, 반출심사 등을 담당한다.[25]

---

24 홍석원 등, 『의료정보정책 관련 실태조사 및 정책방향 연구』, 보건복지부·한국보건의료연구원, 2018, 59면.
25 보건의료 분야 결합전문기관 홈페이지 참조. 〈https://datalink.mohw.go.kr/intro.html〉.

〈2-3〉 보건의료데이터가 결합되어 생성된 데이터세트(예시)[26]

구분	국민건강보험공단	건강보험심사평가원	질병관리청
국민건강보험공단		요양기관 현황 상세 내역 데이터 건강증진센터 이용 현황 데이터 개인맞춤형 프로그램 현황 데이터 **병·의원, 약국 등 기관 데이터 세트**	
건강보험심사평가원	보험급여 청구 내역 데이터 의료기관별 진료비 현황 데이터 **급여 및 보험 등 행정 데이터세트** 희귀난치성 질환자 처방 건수 및 약품비 데이터 의약품 상위 성분 청구 현황 데이터 **의약품 정보 및 처방 내역 등 의약품 데이터세트** 원외처방 약제 통계자료 데이터	건강보험 가입 자료 데이터 국가 중점의 약품 처방 데이터	특정 대상자들로 구성된 목적용 데이터 특정 연구를 위한 목적용 데이터 호흡기질환 코호트 데이터 **질환 및 역학 등 질병 데이터세트** 다빈도 상병 급여 현황 데이터

---

[26] 홍석원 등, 『의료정보정책 관련 실태조사 및 정책방향 연구』, 보건복지부·한국보건의료연구원, 2018, 59면.

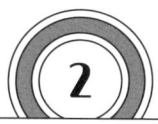

의료데이터는 어떻게 정의할까?

1. 주요 정의 및 개념

　데이터에 관한 관심이 늘어난 이후, 의료데이터와 관련된 여러 법률들이 제정되었다. 하지만, 의료데이터를 규율하는 여러 정의는 각 법률이 어떠한 입법목적을 갖고 무엇을 대상으로 법률을 제정하였는지, 소관 부처와 담당 과는 어디인지에 따라 규율하는 범위가 다르며, 그에 따라 법의 해석 방식도 다르다. 규율하는 대상에 대한 정의도 일정하지 않아서, 보건의료정보, 의료기록, 보건의료기술, 보건의료정보의 진흥, 의료기기 정보 등으로 다르게 정의된다.

　예를 들어, 보건복지부 보건의료정책과 소관 「보건의료기본법」은 보건의료에 관한 국민과 국가의 책임, 보건의료의 발전, 보건 및 복지 증진을 목적으로 제정되었다. 따라서 보건의료정보를 "보건의료와 관련한 지식 또는 부호·숫자·문자·음성·음향·영상 등으로 표현된 모든 종류의 자료"로 정의한다(동 법 제3조 6호).

보건복지부 보건의료정책과, 의료인력정책과 등이 소관하는 「의료법」은 모든 국민에 대한 수준 높은 의료 혜택, 국민의료에 필요한 사항 규율, 국민의 건강 보호 및 증진을 목적으로 제정되었다. 따라서, 정보보호 관점에서 의료데이터를 "의료·조산 또는 간호업무, 진료기록 등(중략)의 업무를 하면서 알게 된 다른 사람의 정보" 또는 "환자에 대한 기록"(동 법 제19조 제1항, 제21조 제1항)으로 정의하면서 비밀 유지, 기록 열람에 관한 규정을 두고 있다.

보건복지부 보건의료기술개발과 소관인 「보건의료기술 진흥법(약칭: 보건의료기술법)」은 "보건의료기술의 진흥, 보건신기술인증, 보건의료정보에 관한 사항을 규율함"을 목적으로 제정되었으며, 보건의료정보를 별도로 정의하지는 않으나, 보건의료기술을 "의과학·치의학·한의학·의료정보학 등, 의약품·의료기기 등, 그 밖에 인체의 건강과 생명 유지·증진 등"에 관한 내용으로 정의(동 법 제2조 제1항 제1호)한다. 또, 보건의료의 진흥을 별도로 규정하여 "보건의료정보 전문기관 육성, 전산화 촉진 및 연구개발, 공동이용 활성화"를 규정(동 법 제10조)하고 있다.

보건복지부 보험정책과 소관인 「국민건강보험법」은 "국민의 건강증진에 대한 보험급여 실시를 통한 국민보건 향상과 사회보장 증진"을 목적으로 하며, "국민건강보험종합계획의 수립에서 건강보험 통계 및 정보의 관리"(동 법 제3조의2 제1항 제8호), "정보의 유지 측면에서 가입자 및 피부양자의 개인정보, 업무수행정보의 목적 외 제공 금지"(동 법 제102조)를 규정한다.

식품의약품안전처 의료기기정책과 소관인 「의료기기법」은 "의료기기의 제조·수입 및 판매 등에 관한 사항"을 규정하여 "의료기기의 효율적인 관리를 도모하고 국민보건 향상에 이바지함"을 목적으로 하며(동 법 제1조), 의료기기를 "사람이나 동물에게 단독 또는 조합하여 사용되는 기구·기계·장치·재료·소프트웨어 또는 이와 유사한 제품"으로 정의(동 법 제2조)한다. 특히 「의료기기법」은 의료기기에 관한 정보를 바탕으로 통합정보시스템을 구축하고, 통합정보센터를 지정·운영할 수 있다고 규정(동 법 제31조의3)한다.

이렇듯 데이터의 정의 및 대상이 다르고 정의의 방식이 다르지만, 정보를 활용하는 연구자 또는 기업의 입장에서는 정의의 대상을 살펴보고, 해당 정의에 적용된다고 판단되면 문언 그대로 이해하는 것이 가장 간단하다. 하지만, 해석 방향이 모호하거나 불분명하다고 생각되면 입법자의 제정 목적 관점에서 다시 생각해야 한다. 하지만, 대부분의 의료데이터와 관련된 법령은 여러 법률에서 중복하여 규정하는 경우가 많으므로, 실무적으로는 소관 부처의 데이터 법령해석에 관한 가이드라인, 법령해석 사례 등을 살펴보는 방식으로 법적 정의를 이해하면 된다.

〈2-4〉 보건의료데이터를 둘러싼 법률안의 도식화

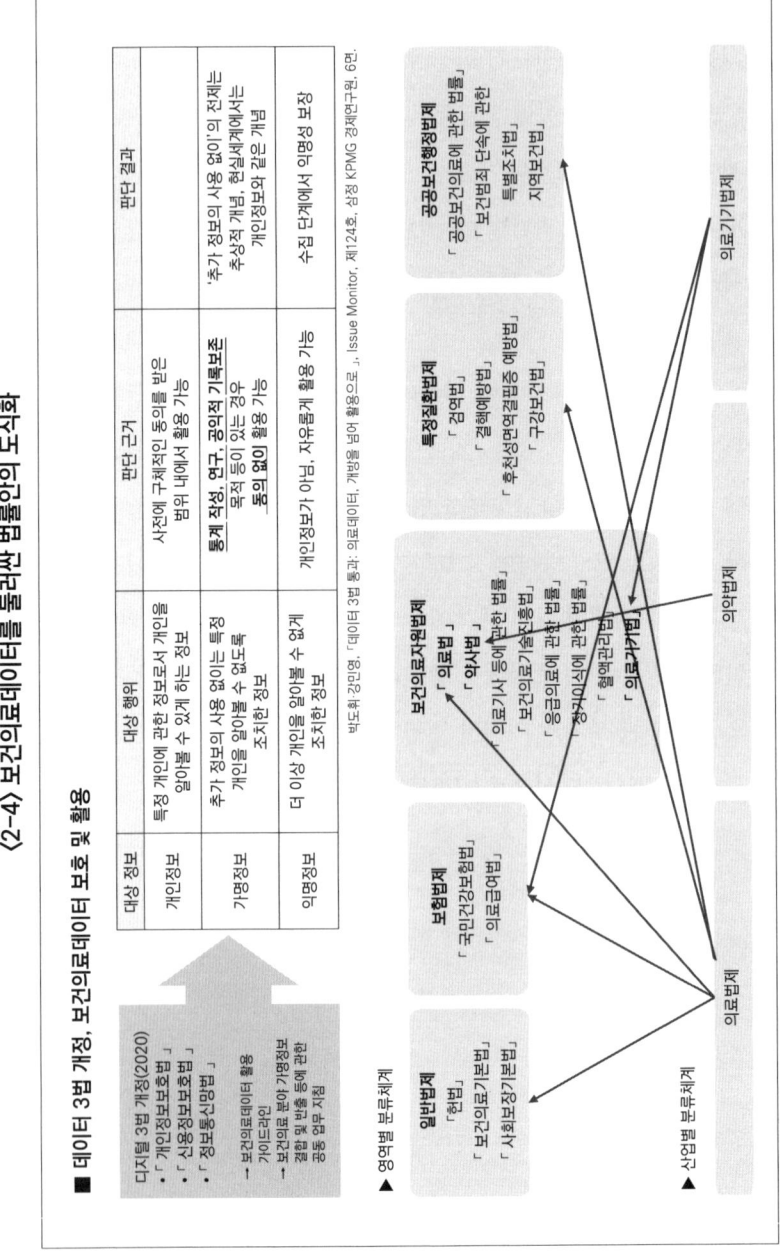

〈2-5〉 보건의료데이터에 관련된 법규, 정의와 목적, 소관 부처(예시)

법률명	정의 대상	정의	제정 목적	소관
「보건의료기본법」	보건의료정보	보건의료와 관련한 지식, 부호·숫자·문자·음성·음향·영상 등으로 표현된 모든 종류의 자료	보건의료에 관한 국민과 국가의 책임, 보건의료의 발전, 보건 및 복지 증진	보건복지부 보건의료정책과
「의료법」	의료기록	의료·조산 또는 간호업무, 진료기록 등(중략)의 업무를 하면서 알게 된 다른 사람의 정보	모든 국민에 대한 수준 높은 의료 혜택, 국민의료에 필요한 사항 규율, 국민의 건강 보호 및 증진	보건복지부 보건의료정책과, 의료인력정책과, 의료기관정책과 등
「보건의료기술 진흥법」	보건의료기술	의과학·치의학·한의학·의료공학 및 의료정보학 등, 의약품·의료기기·식품·화장품·한약 등의 개발 및 성능 향상, 그 밖에 인체의 건강과 생명의 유지·증진에 필요한 상품 및 서비스와 관련되는 보건·의료 관련 기술	보건의료기술의 진흥, 보건신기술 인증, 보건의료정보에 관한 사항을 규율하여 보건의료산업의 건실한 발전과 국민 건강 증진	보건복지부 보건의료기술개발과
「의료기기법」	보건의료정보의 진흥	보건의료정보 전문기관 육성, 전산화 촉진 및 연구개발, 공동이용 활성화를 규정	의료기기의 제조·수입 및 판매 등에 관한 사항 규정, 의료기기의 효율적인 관리 도모, 국민보건 향상	식품의약품안전처 의료기기정책과
「국민건강보험법」	의료기기	사람이나 동물에게 단독 또는 조합하여 사용되는 기구·기계·장치·재료·소프트웨어 또는 이와 유사한 제품으로, 질병을 진단·치료·경감·처치 또는 예방할 목적, 상해(傷害) 또는 장애를 진단·치료·경감 또는 보정할 목적 등으로 사용되는 제품 등	국민의 건강증진에 대한 보험급여 실시를 통한 국민보건 향상과 사회보장 증진	보건복지부 보험정책과

2. 연구 목적 데이터 보호와 활용에 관한 주요 개념

1) 연구를 위한 데이터 활용에서 알아야 하는 정보 개념

「개인정보보호법」이 개정[27]된 이후, 가명 처리된 정보를 통계작성, 과학적 연구, 공익적 기록보존을 목적으로 활용할 수 있게 되었다. 이 중에서 특히 의료계, 산업계의 많은 연구자는 연구 목적으로 데이터를 활용했는데, 이런 연구를 위한 데이터의 활용은 어떠한 방식으로 이루어지는 것일까?

먼저, 연구를 목적으로 데이터를 어떤 목적으로 활용하는지에 따라 적용되는 법률이 달라진다. 의료데이터에 주로 적용되는 대표적인 법률은 「생명윤리법」과 「개인정보보호법」이다. 「생명윤리법」은 "인간과 인체유래물 등을 연구하거나 배아나 유전자 등을 취급할 때 인간의 존엄과 가치를 침해하거나 인체에 위해(危害)를 끼치는 것을 방지함으로써, 생명윤리 및 안전 확보하고 국민의 건강과 삶의 질 향상에 이바지함"을 목적으로 제정되었다. 「생명윤리법」은 유전정보, 개인식별정보, 유전정보를 정의한다. 「생명윤리법」상 개인정보는 "개인식별정보, 유전정보 또는 건강에 관한 정보 등 개인에 관한 정보"로 정의되고, 유전정보는 "인체유래물을 분석하여 얻은 개인의 유전적 특징에 관한 정보"이며, 개인식별정보는 "연구대상자 등의 성명, 주민등록번호 등 개인을 식별할 수 있는 정보"로 정의된다.

---

27 「개인정보보호법」 제28조 제2항

<2-6> 데이터 정보처리를 함에 있어서 관련 법규, 정의와 목적, 소관 부처

법률명	정의 대상	정의	제정목적	소관
「생명윤리법」	개인정보	개인식별정보, 유전정보 또는 건강에 관한 정보 등 개인에 관한 정보	인간과 인체유래물 등을 연구, 배아나 유전자 등을 취급할 때 인간의 존엄과 가치를 침해하거나 인체에 위해(危害)를 끼치는 것을 방지함으로써, 생명윤리 및 안전 확보하고 국민의 건강과 삶의 질 향상에 이바지함	보건복지부 생명윤리정책과
	유전정보	인체유래물을 분석하여 얻은 개인의 유전적 특징에 관한 정보		
	개인식별정보	이하 '연구대상자 등'의 성명·주민등록번호 등 개인을 식별할 수 있는 정보		
「개인정보보호법」	개인정보	살아 있는 개인에 관한 정보로서 (1) 성명, 주민등록번호 및 영상 등을 통하여 개인을 알아볼 수 있는 정보 (2) 해당 정보만으로는 특정 개인을 알아볼 수 없더라도 다른 정보와 쉽게 결합하여 알아볼 수 있는 정보 (3) 가명정보	개인정보의 처리 및 보호에 관한 사항 규정, 개인의 자유와 권리보호, 개인의 존엄과 가치 구현	개인정보보호위원회 개인정보보호정책과
	가명정보	개인정보 중 (1), (2)를 가명 처리함으로써 원래의 상태로 복원하기 위한 추가 정보의 사용·결합 없이는 특정 개인을 알아볼 수 없는 정보		
	가명 처리	개인정보의 일부를 삭제하거나 일부 또는 전부를 대체하는 등의 방법으로 추가 정보가 없이는 특정 개인을 알아볼 수 없도록 처리하는 것		

반면, 「개인정보보호법」은 "개인정보의 처리·보호에 관한 사항"을 정

하여 "개인의 자유와 권리보호, 개인의 존엄과 가치 구현"을 목적으로 제정되었다. 「개인정보보호법」은 개인정보를 "살아 있는 개인에 관한 정보로서 성명, 주민등록번호 및 영상 등을 통하여 개인을 알아볼 수 있는 정보"와 "해당 정보만으로는 특정 개인을 알아볼 수 없더라도 다른 정보와 쉽게 결합하여 알아볼 수 있는 정보", 그리고 가명정보로 정의한다. 한편, 가명정보는 "위의 정보를 가명 처리함으로써 원래의 상태로 복원하기 위한 추가 정보의 사용·결합 없이는 특정 개인을 알아볼 수 없는 정보"로 정의한다. 한편, 가명 처리는 "개인정보의 일부를 삭제하거나 일부 또는 전부를 대체하는 등의 방법으로 추가 정보가 없이는 특정 개인을 알아볼 수 없도록 처리하는 것"으로 정의한다.

2) 연구 목적 데이터 활용에서 알아야 할 익명화와 가명화

「생명윤리법」에서는 "인간을 대상으로 하는 연구를 수행하는 연구자가 연구대상자로부터 서면동의를 받은 경우, 기관위원회의 심의를 거쳐 개인정보를 제3자에게 제공할 수 있다"(동 법 제18조 제1항)고 규정한다. 하지만, "연구자가 서면동의를 받아 개인정보를 제공하더라도 원칙적으로 익명화하여야 한다."(동 법 제18조 제2항 본문). 다만, "연구자가 서면으로 개인식별정보를 포함하여 제공하는 것에 동의한 경우에는 동의 없이 제공할 수 있다."(동 법 제18조 제2항 단서). 한편, 개인식별정보에 대한 익명화는 "개인식별정보를 영구적으로 삭제하거나, 개인식별정보의 전부 또는 일부를 해당 기관의 고유식별정보로 대체하는 것"으로 정의한다(동 법 제2조 제4호).

⟨2-7⟩ 데이터의 익명화와 가명화에 관련된 법규, 정의와 목적, 소관 부처

법률명	정의 대상	정의	제정 목적	소관
「생명윤리법」	익명화	개인식별정보를 영구적으로 삭제하거나, 개인식별정보의 전부 또는 일부를 해당 기관의 고유식별기호로 대체하는 것	인간과 인체유래물 등을 연구, 배아나 유전자 등을 취급할 때 인간의 존엄과 가치를 침해하거나 인체에 위해(危害)를 끼치는 것을 방지함으로써, 생명윤리 및 안전 확보하고 국민의 건강과 삶의 질 향상에 이바지함	보건복지부 생명윤리정책과
	개인정보의 제공	인간대상연구자는 연구대상자로부터 개인정보를 제공하는 것에 대하여 서면동의를 받은 경우에는 기관위원회의 심의를 거쳐 개인정보를 제3자에게 제공할 수 있다.		
		인간대상연구자가 개인정보를 제3자에게 제공하는 경우에는 익명화하여야 한다. 다만, 연구대상자가 개인식별정보를 포함하는 것에 동의한 경우에는 그러하지 아니하다.		
「개인정보보호법」	가명 처리	개인정보의 일부를 삭제하거나 일부 또는 전부를 대체하는 등의 방법으로 추가 정보가 없이는 특정 개인을 알아볼 수 없도록 처리하는 것	개인정보의 처리 및 보호에 관한 사항 규정, 개인의 자유와 권리보호, 개인의 존엄과 가치 구현	개인정보보호위원회 개인정보보호정책과
	가명정보의 처리 등	개인정보처리자는 통계작성, 과학적 연구, 공익적 기록보존 등을 위하여 정보주체의 동의 없이 가명정보를 처리할 수 있다.		

「개인정보보호법」에서는 가명 처리를 규정한다. 먼저, 가명 처리는 "개인정보의 일부를 삭제하거나 일부 또는 전부를 대체"하여 "추가 정보 없

이는 특정 개인을 알아볼 수 없도록 처리하는 것"으로 정의(동 법 제2조 제2호)한다. 또한, 개인정보처리자는 "통계작성, 과학적 연구, 공익적 기록보존을 위하여 정보주체의 동의 없이 가명정보를 처리할 수 있다."(동 법 제28조의2)고 규정한다.

3. 의료데이터에는 어떤 법이 우선 적용될까? 적용상의 혼란과 해석의 문제

의료데이터를 활용하여 의학을 포함한 과학적 연구, 통계작성, 공익적 기록보존을 하는 경우, 「생명윤리법」과 「개인정보보호법」, 「의료법」 중 어떤 법이 우선 적용될까? 중복되는 내용을 규정한 법률이 있는 경우, 각 법률의 입법 목적과 적용 범위를 기준으로 해석한 후 각 법률 적용의 우선순위를 정하게 된다.

먼저, 「생명윤리법」은 "생명윤리 및 안전에 관하여는 다른 법률에 특별한 규정이 있는 경우를 제외하고는 이 법에 따른다."고 규정(동 법 제4조 제1항)한다. 따라서 인간을 대상으로 하거나 인체로부터 유래된 물질에 대한 연구를 수행하는 경우에는 생명윤리 또는 안전이 중요한 연구의 대상이므로 「생명윤리법」이 우선 적용된다.

하지만, 「개인정보보호법」은 "개인정보보호에 관하여는 다른 법률에 특별한 규정이 있는 경우를 제외하고는 이 법에서 정하는 바에 따른다."고 규정(동 법 제6조)한다. 따라서 개인정보의 수집, 처리, 활용 등에 관하여는 「개인정보보호법」이 적용된다.

한편, 「의료법」은 목적에서 "모든 국민이 수준 높은 의료 혜택을 받을 수 있도록 국민의료에 필요한 사항을 규정함으로써 국민의 건강을 보호하고 증진하는 (것)"으로 규정(동 법 제1조)하되, 적용범위에 관하여는 별도로 규율하지 않고 있다. 실질적으로 의료인의 자격, 권리와 의무, 의료기관의 개설, 의료법인의 설립, 신의료기술평가, 의료광고 등 의료에 관한 기본법으로 기능하며 의료행위 전반을 규율한다.

2020년 「개인정보보호법」이 개정된 이후 개인정보처리자는 과학적 연구 등을 위하여, 정보주체의 동의 없이 가명정보를 처리할 수 있게 규정되었다. 「개인정보보호법」에 따른 개인정보에는 개인정보와 가명정보가 포함된다. 하지만 의료데이터의 가명화는 어떻게 명확하게 판단할 수 있을까? 개인정보보호위원회에서 발간한 『가명정보처리 가이드라인』에 따르면 식별자를 제거하여 가명 처리를 하면 가명정보가 된다.

하지만 의료데이터의 경우, 개인정보의 일부를 삭제하면 가명 처리가 되었다고 볼 수 있을까? 이러한 문제의식에 따라 작성된 『보건의료데이터 활용 가이드라인』에서는 의료데이터 중 신체의 일부를 가리는 방식으로 가명 처리하는 등 가명 처리 방식을 규율하고, 가명 처리가 적절한지 여부는 데이터심의위원회에서 판단하도록 규정하였다. 식별자는 식별자의 일부 또는 전부를 삭제하거나 일련번호 등으로 대체한다. 체중·키 등의 측정 수치는 별도의 조치가 불필요한 반면, 영상정보는 환자번호·성명·생년월일 등 개인정보 일부를 삭제하거나 대체하여 가명 처리할 수 있다. 다만, 음성정보, 지문 등 생체인식정보, 정형화되지 않은 측정 정보, 정형화되지 않은 의료인의 관찰 및 입력 정보는 가명 처리 가능성을 유보한다. 이렇게 가명 처리가 유보된 정보는 정보주체의 동의를 얻어야 활용할 수 있다.

〈2-8〉 보건의료데이터에 대한 해석 사례

■ 의료정보 관련 법령 산재

대상 정보	대상 행위	판단 근거
전자의무기록 (EMR)	작성·보관, 표준화, 부당한 경제적 이익 금지	「의료법」 제23조, 「의료법」 제23조의2, 「의료법」 제23조의3
진료기록 열람	본인, 가족(요건 갖춘 자), 다른 법률상 요청하는 경우	「의료법」 제21조
진료기록 전송	의료기관 간 진료기록 송부 진료기록전송시스템 구축·운영 위탁받은 전문기관의 보안성·안전성 확보 의무	「의료법」 제21조의2
개별 분야 해당 시 당해 법률 적용	(인간 대상 연구) 연구대상자 동의 필요	「생명윤리법」 제16조, 「생명윤리법」 제18조
	(통계 등 연구 목적) 익명화 처리 시 동의 면제	「개인정보보호법」 제18조
	(연구 목적) 「개인정보보호법」 적용 제외	「암관리법」 제14조 「심혈관질환 예방 및 관리에 관한 법률」 제6조 등

■ 디지털3법 개정에 따른 의료정보 쟁점 부각

» 타 법령(「의료법」, 「건강정보보호법」, 「보건의료기본법」, 「정보관계법령」 등)과의 충돌 문제?
» 보건의료데이터의 범위? 유형?
» 가명정보의 활용목적 명확화? 충분?
  - 통계작성, 과학적 연구, 공익적 기록보존
  - 상용 분야 활성화에 제약 발생
  - 과학적 연구의 범위는?

4. 「디지털헬스케어법(안)」의 구체적 규정

2022년, 의료데이터의 활성화를 위해 「디지털헬스케어 진흥 및 보건의료데이터 활용에 관한 법률(안)」(이하 디지털헬스케어법이라 한다.)이 발의되었다. 「디지털헬스케어법」은 정밀의료, 의료 마이데이터와 관련된 제3자 전송요구권 등에 대해 구체적인 내용을 규정하고, 그 전제가 되는 의료데이터의 활용에 관한 것을 법률로 구체화하여, 개인의료데이터(Personal Health Record)를 식별의료데이터와 가명의료데이터로 구분하였다.

식별의료데이터는 성명, 주민등록번호 등을 통하여 개인을 알아볼 수 있는 보건의료데이터로 「개인정보보호법」상 개인정보에 해당한다. 다만, 개인정보 중 가명정보와 유사한 개념으로 규정된 가명의료데이터는 "「개인정보보호법」에 따라 가명 처리함으로써 원래의 상태로 복원하기 위한 추가 정보의 사용·결합 없이는 특정 개인을 알아볼 수 없는 보건의료데이터"로 정의된다(법안 제2조 제6호).

법률명	소관	제정 목적	정의 대상	정의
「디지털헬스케어법」(안)	강기윤 의원 (대표 발의)	첨단기술 발전이 보건의료 분야와 조화롭게 융합되어 국민에게 더 나은 보건의료 서비스를 제공할 수 있도록 디지털 헬스케어의 진흥 및 보건의료데이터 활용 촉진에 관한 사항을 규정하여, 개인맞춤형 정밀의료 활성화 등 미래 첨단의료 발전환경 기반을 조성하고 국민건강 및 삶의 질 향상에 이바지함	개인의료데이터	개인의료데이터는 식별의료데이터와 가명의료데이터로 구분하고, 식별의료데이터는 "성명, 주민등록번호 등을 통하여 개인을 알아볼 수 있는 보건의료데이터"로 정의하며, 가명의료데이터는 "「개인정보보호법」에 따라 가명 처리함으로써 원래의 상태로 복원하기 위한 추가 정보의 사용·결합 없이는 특정 개인을 알아볼 수 없는 보건의료데이터"를 뜻함

의료데이터의 의미 있는 활용(Meaningful Use) 논의

1. '의미 있는 활용'이란 무엇인가?

의료데이터의 의미 있는 활용 논의는 2009년 미국의 「의료정보기술법(Health Information Technology for Economic and Clinical Health Act, HITECH)」 법안 제정과 함께 본격화되었다. 과거로 거슬러 올라가면 미국의 경우 「프라이버시법(Privacy Act, 1975)」, 「정보공개자유법(Freedom of Inforamtion Act, 1966)」, 「프라이버시 보호법(Privacy Protection Act, 1980)」으로 발전·적용되어왔다. 하지만, 의료에 있어서는 일반 「프라이버시법」 대신 의료행위 전반을 규율하는 「의료법」이 우선 적용되었으므로, 의료데이터에 관한 논의는 널리 이루어지지 못하였다.[28]

1990년대 이후 환자의 의료보험 청구 과정에서 다수의 정보 누락 또

---

28 45 C.F.R. §164.512.

는 오용이 나타남에 따라, 보험 청구와 관련된 사기사건 등이 증가하였다. 민간보험사와 소비자 등으로부터 의료기관 이용 및 청구 정보의 정확한 수집 요구가 이어졌고, 이에 따라 1996년 미국 연방법으로 「의료정보보호법(Health Insurance Portability and Accountability Act, HIPAA)」[29]이 제정되었다. 하지만 「HIPAA」 제정을 위한 입법 논의 과정에서 의료데이터를 정확하게 제공하려면, 데이터를 수집·저장하는 과정에서 정보보호를 위한 조치가 함께 마련되어야 한다는 점이 주장되면서, 법안의 상당 부분에 의료정보 보호에 관한 법 원칙이 마련되었다. 따라서 「HIPAA」는 의료데이터 보호에 관한 기본법으로 기능하게 되었다.[30]

이후 2009년 오바마 행정부에서는 「건강보험개혁법(Patient Protection and Affordable Care Act, 이하 PPACA)」을 추진하였다. 「PPACA」는 개인은 최소한의 보장 내역이 포함된 건강보험에 의무적으로 가입하도록 강제하는 법안으로, 건강보험에 가입하지 않는 국민에 대해서는 과태료를 부과한다.[31] 전국민건강보험 의무가입을 도입하기 위한 입법 과정에서, 의료전달체계를 위한 비용은 중요한 쟁점이 되었다. 이에 따라 의료정보를 전자화하여 의료기관 간에 전송하거나, 환자를 통하여 전송할 수 있도록 하여 비용을 절감하거나, 의료정보를 효율적으로 관리하여 인공지능 의료기기를 활용할 수 있도록 하는 등 비용이나 비효율적 행정을 감축하려

---

29 김재선, "의료정보의 활용과 개인정보의 보호", 행정법연구, 제44권, 2016, 278-280.
30 김재선, "미국의 보건의료데이터 보호 및 활용을 위한 주요 법적 쟁점 – 미국 HIPAA/HITECH, 21세기 치료법, 공통규칙, 민간 가이드라인을 중심으로", 의료법학, 제22권 제4화, 2021, 119-120.
31 김재선, "미국 건강보험개혁법(PPACA) 의무가입 위반에 대한 penalty 규정의 행정법적 성격에 관한 고찰 – penalty v. tax 논쟁을 중심으로", 토지공법연구, 제64집, 2014.

는 시도가 나타났다. 하지만 이러한 의료기술의 향상에 가장 중요한 전제가 되는 것은 의료데이터를 '안전하게 활용'하는 것이었다.

이러한 논의의 연장에서 「HITECH」 법안이 도입되었다. 「HITECH」에 따르면, 의료데이터의 활용은 원칙적으로 데이터의 보호와 활용 간의 균형 추구를 목적으로 한다. 구체적인 원칙으로 정보의 품질(안전성, 효율성, 의료격차 해소)을 향상시키고, 정보주체의 권리를 존중하며, 공중보건서비스를 개선하고, 정보 활용에서 보안성을 확보할 것을 제안하였다.[32]

「HITECH」 1단계 사업의 목표는 환자에 대한 건강정보를 전자적 형태로 제공하는 것이었다. 미국의 경우, 2010년 당시 전자의무기록(EMR)이 적극적으로 도입되지 않았기 때문에, 전자의무기록(EMR), 전자건강기록(EHR) 도입 사업도 함께 추진되었다.

2단계는 개인의 건강정보인 전자건강기록(EHR)의 의미 있는 활용을 논의했다. 건강에 관한 전자적 데이터를 수집할 경우, 이를 개인정보를 침해하지 않는 범위에서 가치 있는 정보로 변형하여 활용하는 데 의의를 두었다.

3단계는 의료정보를 통합적으로 활용하여 개인맞춤형 의료서비스를 제공함을 목표로 하였다. 모바일 금연 프로그램, 소아 건강검진 결과를 문자나 SNS로 통보하는 프로그램, 의약품 검색서비스, 유방암 검진 결과의 주기적 통보 등 국민에게 직접 제공하는 서비스를 제안하였다.

---

32   Health IT 홈페이지 참조. 〈https://www.healthit.gov/topic/meaningful-use-and-macra/meaningful-use〉

<2-9> 의료데이터의 의미 있는 활용(Meaningful Use)의 의미[33]

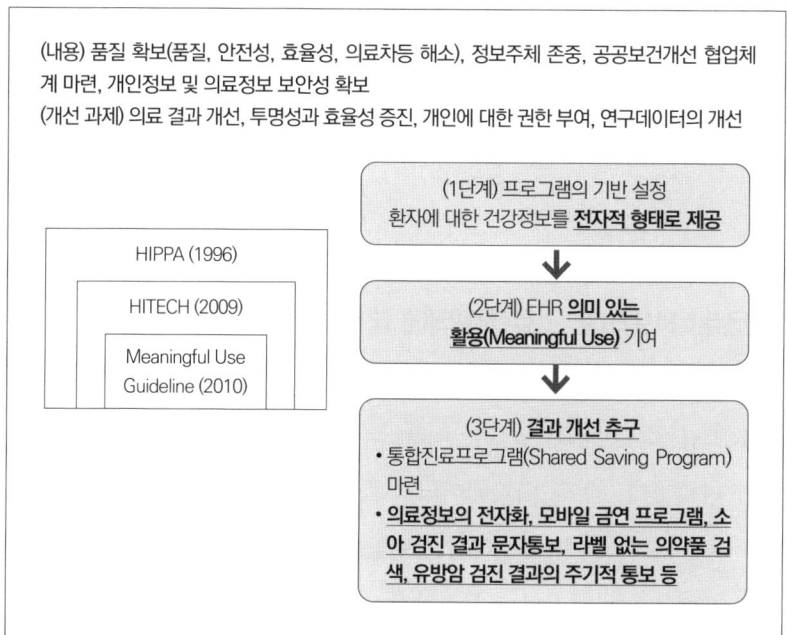

　의료데이터의 '의미 있는 활용' 논의는 1996년, 2009년에 집중적으로 시작되었다. 하지만 의료데이터는 의료기관과 환자 사이의 의사결정 과정에서 중요한 역할을 하며, 의료전달체계 내에서 생성되고, 치료목적으로 활용되었다. 즉, 치료목적 이외로 데이터를 활용하는 방식에 대해서 제도적 보완이 이루어지지 못하여, 데이터 활용 절차 및 방법에 한계가 있었다. 하지만, 2000년대 이후 인공지능 기술, 5G 등의 통신기술, 정보처리 기술 등이 발전하면서, 환자의 편의성을 증진하는 다양한 의료서비

33　김재선, "미국의 보건의료데이터 보호 및 활용을 위한 주요 법적 쟁점 – 미국 HIPAA/HITECH, 21세기 치료법, 공통규칙, 민간 가이드라인을 중심으로", 의료법학, 제22권 제4화, 2021, 136.

스에 대한 관심이 늘어나고 의학과 관련된 연구의 필요성이 증가하면서 의료데이터에 대한 관심 또한 증가하였다. 특히 과학기술을 활용한 의학 분야의 연구 가능성이 확대되면서, 의료데이터에 대한 사회적, 기술적 수요가 급격하게 증가하였다.

2. 코로나19 이후 의료데이터에 대한 인식의 변화

2020년 코로나19가 발생한 이후, 의료데이터 활용에 관한 새로운 논의가 나타났다. 과거, 의료데이터의 활용은 민감정보로서 엄격하게 보호되어야 했다. 즉, 정보주체의 정보를 안전하게 보호해야 하고, 정보보호의 책임은 의료데이터 생성기관에 있다는 측면이 강조되었다. 하지만 2020년 3월, 코로나19가 전 세계적으로 발생한 이후, 전 세계 정부, 민간기업, 영리단체 등이 백신 개발을 위한 연구와 실증화를 추구하면서, 의료데이터가 다시 논의의 대상이 되었다.[34]

대표적인 사례를 살펴보자. 2016년 유럽에서는 「EU 개인정보보호지침」을 「일반개인정보보호규정」(General Data Protection Regulation, GDPR)으로 개정하였다. 「GDPR」은 정보주체의 권리를 보장하기 위해, 개인정보의 합리적 보호기준을 마련하면서 의료정보의 활용에 대하여는 대체로 신중한 입장을 취해왔다. 「GDPR」 제20조에 따르면, 개인정보는 개인의

---

34 김재선 "감염병 위기 상황에서 감염병 데이터의 수집 및 활용에 관한 법적 쟁점 – 미국 감염병 데이터 수집 및 활용 절차를 참조 사례로 하여", 의료법학, 제23권 제4호, 2022 참조.

〈2-10〉 유럽 사회의 데이터 공유에 대한 인식의 변화[35]

개인정보보호 v. 정보공유 및 활용 이익형량 논의 - 과정(유럽)

1. 데이터 공유, 이전
2. 연구 목적 의료데이터 공유 논의

COVID-19

2012–2015
- 「GDPR」 제정
  European Commission GDPR first proposed text
- 정보주체의 개인정보이동권 (Data Portability) (2016, 「GDPR」 제20조)

2014–2015
- EASAC–FEAM (and others) express concerns about ensuring proportionate mechanisms for protecting privacy while enabling health and scientific research to continue:
- 의료과학연구촉진 v. 개인정보보호 이익형량 논의

2018
- 「GDPR」 시행
  The GDPR started to apply
- Academies' early assessment of GDPR raises concerns about extra costs for research and delay/abandonment of projects: https://www.feam.eu/wp-
- 「GDPR」 데이터 규제로 연구 지연 문제 제기

2019
- Schrems II judgment by the European Court of Justice invalidating US Privacy Shield
- Start of ALLEA–EASAC–FEAM project
- 2020년 7월 유럽사법재판소(ECJ) 기술 기업의 데이터 이전 협정 (2016 프라이버시 실드) 무효 판결

2020

2021
- 유럽개인정보보호이사회 (EDPB) 개인정보 역외이전 가이드라인 발표
- EDPB data-transfer guidance
- [연구목적 개인건강 데이터의 국제 공유] 발표 (2021.4)

International Sharing of Personal Health Data for Research

April 2021

allea easac FEAM

A timeline of European data-protection legislation and the involvement of European academies.
유럽과학아카데미(All European Academies)
유럽학술자문과학위원회(European Academies Science Advisory Council)
유럽의학아카데미연합(Federation of European Academies of Medicine)

2000년 미국–EU 세이프 하버(Safe harbor) 협정 체결
(미국–EU 양국 준수하는 기업은 EU 정보보호 지침에 따른 적절성 충족 간주. 개인정보 국가 간 이전 허용)
2016년 8월 프라이버시 실드 협정 도입(미국 기업들이 유럽 정보 미국으로 보내기 위해서는 정보보호기준 준수를 스스로 입증해야 함)

Heidi Beate Bentzen etc., "Remove obstacles to sharing health data with researchers outside of the European Union". Nature Medicine 27, 1329–1333(2021).

제2장 / 누구나 알아야 할 의료데이터 법제 75

동의하에서만 이동권(Data Portability)이 인정된다. 따라서, 유럽학술원과 학자문위원회, 유럽의학아카데미연맹 등은 정보주체의 동의 없는 의료데이터의 이전 및 활용에 반대했다. 특히 미국 IT 기업들의 데이터 수집에 대응하기 위하여, 2016년 '프라이버시쉴드 협정(미국 기업들이 유럽의 정보를 미국으로 보내기 위해서는 정보보호 기준을 준수하였음을 기업 스스로가 입증하여야 한다는 협정)'을 마련하는 등 개인정보보호에 관해 비교적 엄격한 입장을 유지해왔다.

하지만, 한편으로는 2014~2018년 의학계와 과학계 연구자는 지속적으로 의료데이터를 활용한 연구의 필요성을 언급하면서, 의료과학 연구 촉진과 개인정보보호의 이익형량의 필요성을 주장하였다. 특히 2020년 3월 코로나19가 발생하면서 의료정보와 개인정보를 활용한 연구의 중요성이 주장되었고, 데이터 활용에 대한 관념이 '엄격한 개인정보 보호'에서 '보호와 활용의 균형 측면'으로 변화하기 시작하였다. 이에 따라 2021년 『연구 목적의 개인건강데이터의 국제 공유』[36] 보고서가 발표되었는데, 이 보고서는 의료데이터가 연구 목적으로 공유 및 연구되어야 한다는 점을 명시하였다. 보고서의 요약문에는 "연구 데이터는 전 세계적 공공재(Public Good)"로 인식되어야 하며, "유전정보와 다른 건강 관련 정보를 포함하는 데이터의 공유는 헬스케어의 증진과 질병 예방을 위한 공적

---

35 Heidi Beate Bentzen etc., "Remove obstacles to sharing health data with researchers outside of the European Union", Nature Medicine 27, 1329-1333(2021).

36 ALLEA, EASAC and FEAM, International Sharing of Personal Health Data for Research, 2021. Heidi Beate Bentzen etc., "Remove obstacles to sharing health data with researchers outside of the European Union", Nature Medicine 27, 1329-1333(2021).

의료연구의 핵심적인 부분"이라고 명시하였다. 또, 구체적인 실천방안으로, "데이터 공유는 모두를 위하여 필수적"이므로 "개인정보 침해 우려(Privacy Concern)를 고려하면서 안전하고 효율적으로 정보가 공유되어야 한다."라고 규정하였다.[37]

〈2-11〉 유럽연합의 『연구 목적의 개인건강데이터 국제 공유』 보고서 요약문[38]

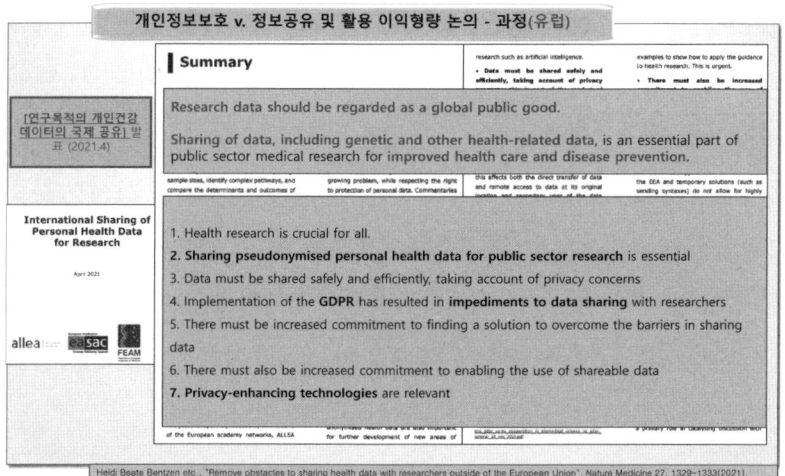

---

37 관련 논의로 김재선, "인공지능 의료기기 위험관리를 위한 규범론적 접근 – 인공지능 소프트웨어 규범화 논의를 중심으로", 공법연구, 제46권 제2호, 2017. 김재선, "과학기술 위험관리에서의 행정법적 쟁점에 관한 소고 – 미국 행정법상 논의를 중심으로", 공법연구, 제44권 제3호, 2016. 김재선 "알고리즘 자동행정결정에 대한 행정법적 해석방안에 관한 연구 – 미국 행정법상 입법방안 논의를 중심으로", 법학논총, 2021. 등 참고

38 Heidi Beate Bentzen etc., "Remove obstacles to sharing health data with researchers outside of the European Union", Nature Medicine 27, 1329-1333(2021).

특히 코로나19 이후, 유럽연합은 회원국의 감염병 환자 발생 현황, 바이러스의 이동 현황 등을 공유하기 위한 감염병감시시스템(The European Surveillance System, TESSy)을 구축하였다. TESSy 규정은 회원국에서 발생한 7개 중요 질환에 대하여는 '의무적으로 보고하여야 한다는 지침(Mandatory Notifiable Disease and Condition)'을 마련하여 감시 네트워크 데이터베이스를 구축하였다. 특히 이러한 규정은 디지털 단일시장에 적합한 단순하고 표준화된 프레임워크를 구축하여야 한다는 공동체 네트워크의 결정(Decision No. 2119/98/EC)에 따른 것으로, 유럽 사회의 의료데이터 활용에 대한 중대한 변화를 의미한다.

미국의 경우 「HIPAA」, 「HITECH」이후 2016년 제정된 「21세기 치료법(21st Century Cures Act)」은 연구를 목적으로 한 의료데이터에 대하여 포괄적 동의권에 근거한 의료데이터의 활용을 촉진하고 있다.

이렇듯, 민간과 연구기관을 중심으로 한 데이터 활용은 코로나19 이후 더욱 적극적으로 이루어지고 있음을 확인할 수 있다.

---

39 Heidi Beate Bentzen etc., "Remove obstacles to sharing health data with researchers outside of the European Union", Nature Medicine 27, 1329-1333(2021).

〈2-12〉 유럽연합의 연구를 목적으로 하는 개인건강데이터 국제 공유에 관한 보고서 내용[39]

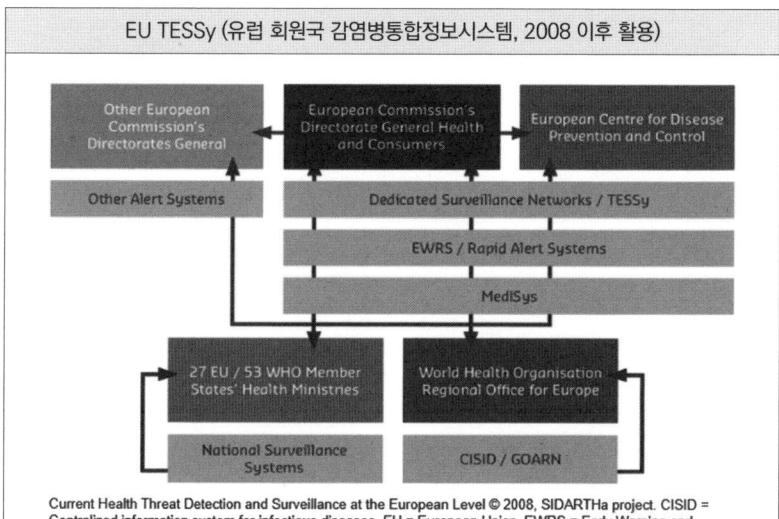

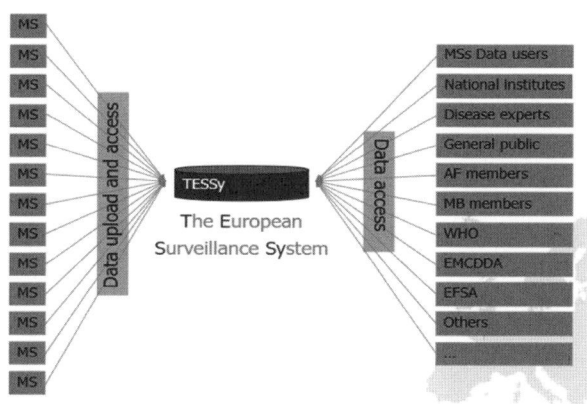

1. EU 회원국 감염병 데이터 보고 의무, EU 전문가들이 데이터 찾을 수 있는 One-Stop-Shop 시스템(7개 질환군에 대한 개별 감시네트워크 데이터베이스 구축)
2. 근거: 유럽 「GDPR」 – 디지털 단일시장에 적합한 통일되고 단순화된 프레임워크의 구축 – 공동체 네트워크 결정(Decision No 2119/98/EC)

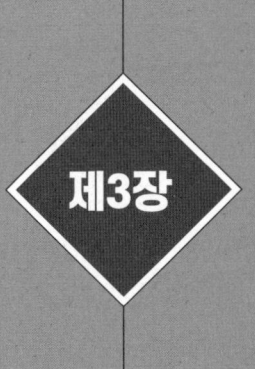

제3장

의료데이터의 활용 사례

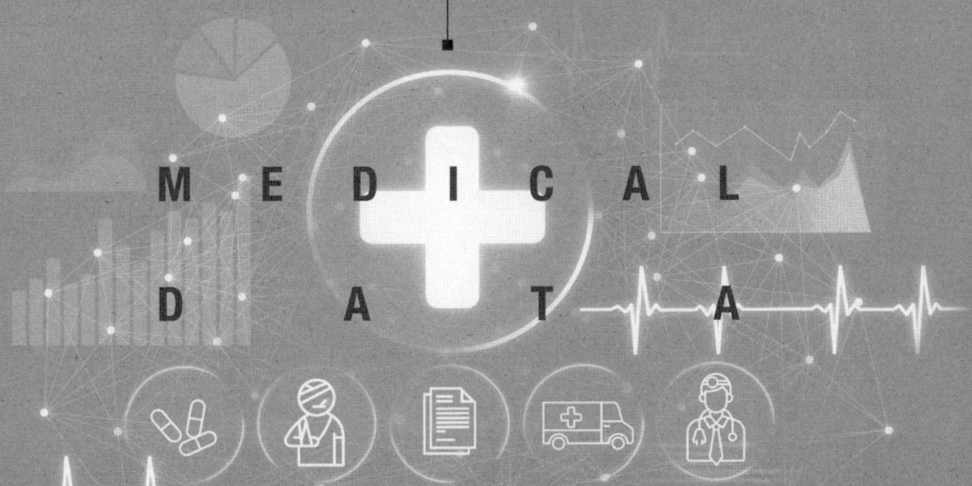

김 재 선

동국대 법학과 교수 / 법학박사, J.D.

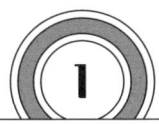

대표적 의료정보 유출 및 사건 사례[40]

1. 2011년 약학정보원-IMS 헬스코리아 사건

개인정보와 관련하여 가장 대표적인 사건은 약학정보원 사건이라 할 수 있다. 2011년 대한약사회 산하의 약학정보원은 소프트웨어 개발업체인 지누스와 함께 약국의 요양급여 비용청구 정보를 건강보험심사평가원에 전송할 수 있는 프로그램을 개발하였다. 그런데 프로그램 개발 과정에서 2011~2014년 사이에 해당 청구심사 프로그램 및 전자차트 프로그램을 사용하는 병원, 약국경영관리 프로그램(PM2000)을 쓰는 약국 컴퓨터에서 환자 관련 진료 및 조제 정보가 IMS헬스코리아 측에 암호화하여 전달되는 일이 벌어졌다.

---

40 김재선, "미국의 의료정보보호법제에 관한 공법적 고찰 – 미국의 최근 행정법제 적용사례 논의를 중심으로", 법학논총, 제39권 제3호, 2019.
위 논문에 수록된 사례를 읽기 쉽게 정리한 내용입니다.

의료진과 환자 등으로 구성된 원고 측은 개인의료정보가 침해되었다고 주장하였다. 피고인 약학정보원 측은 해당 정보는 암호화하였으므로 식별이 불가능한 정보라고 주장하였다. 이에 대하여 민사소송에서는 항소심에서 암호화된 정보의 식별성이 완전히 제거된 것은 아니라고 볼 수 있으나, 손해 발생이 입증되지 않았으므로 「개인정보보호법」 위반이 아니라고 판단하였다. 한편, 형사소송에서는 개인정보를 암호화하였으며, 이를 재식별하려는 내심의 의사, 즉 고의성이 인정되지 않는다는 점을 이유로 무죄로 판결되었다.[41]

2. 2014년 SK텔레콤 사건

2014년, SK텔레콤에서 요양급여 청구 정보를 바로 전송하는 모바일 애플리케이션을 제작하였는데, 이 과정에서 민감정보(성명, 성별, 진료병원 등) 약 7,800여 건을 환자의 동의 없이 저장, 전송하여 문제가 되었다.

2020년 형사소송 판결에서는 피고가 개인정보처리자에 해당하지 않아 처벌할 수 없으며, 개인정보처리자에 해당하더라도 유출에 대한 고의성이 인정되지 않는다고 판단하여 무죄를 선고받았다. 특히 법원은 SK텔레콤 직원들에 대해서는 전자처방전을 암호화된 상태로 보관하다가 단

---

41 이동진, "개인정보보호법 제18조 제2항 제4호, 비식별화, 재산적 손해: 이른바 약학정보원 사건을 계기로", 정보법학회 발표자료, 2017, 10면.
김재선, "미국의 의료정보보호법제에 관한 공법적 고찰 – 미국의 최근 행정법제 적용사례 논의를 중심으로", 법학논총, 2019, 348-350면.

순히 전송한 것에 불과하기 때문에, 이미 약국에서 보관하고 있던 정보와 동일하다고 볼 수 있으므로 정보유출에 해당하지 않는다고 판단하였다.[42]

3. 2012년 영국 케어닷데이터 사건

의료데이터와 관련된 다른 사건으로 영국의 케어닷데이터 사건이 있다. 케어닷데이터사는 영국 국민들의 의료데이터를 활용하기 위하여 케어데이터(Care.data)라는 사이트를 구축하였다. 하지만, 국민들의 동의를 얻지 못하여 시스템이 활용되지 못하고 2016년 운영이 중단되었다.

자세히 살펴보면, 2012년 당시 영국에서는 국가정보서비스위원회(Health and Social Care Information Centre, HSCIC)가 중심이 되어 일반의료정보(GP Record)를 취합하고, 연구기관, 의료기관, 교육기관 등이 활용할 수 있도록 케어데이터 프로그램을 운영하였다. 프로그램은 환자가 원하지 않는 경우 활용을 거부할 수 있는 동의 거부(Opt-Out) 제도를 도입하여, 환자 스스로 동의 거부(Opt-Out)를 선택하지 않으면 환자의 의료정보가 해당 프로그램에 포함되도록 하였다. 영국 국가보건국(National Health Service, NHS)에서는 2가지 방식의 옵트아웃을 제안하였는데, 첫 번째는 자신의 의무기록이 국가정보서비스위원회에 포함되는 것을 반대하는 것이었고, 두 번째는 자신의 의무기록이 제3자에게 이전되는 것을 거부하는 것이었다. 하지만 프로그램이 시행되자, 사용자를 신뢰하지 못한 100

---

42 "법원 '환자 정보유출' SKT·약학정보원, 개인정보보호법 위반 아니다", 뉴스핌, 2020. 2. 14.

만 명 이상의 시민들이 옵트아웃을 선택하면서, 해당 프로그램은 2016년 폐기되었다.[43]

하지만, 이후 영국 국가정보서비스위원회에서는 동의의 내용을 명확하게 규정하면서 새롭게 동의 제도를 마련하였다. 국가정보위원회(National Information Board)가 중심이 되어 의료정보의 활용은 우수한 의료 연구를 위하여 필수적이며, 전체 공동체의 이익이 되도록 활용한다는 점, 정보주체에게 옵트아웃 권한을 계속적으로 보장한다는 점, 옵트아웃 여부는 익명화된다는 점 등을 명시하였고 국가의료제도(National Health Service, NHS) 중심의 통합 플랫폼(NHS Digital)을 운영하였다. 이에 따라, 2018년 NHS Digital의 옵트아웃 비율은 4~5% 정도로 유지되고 있다.

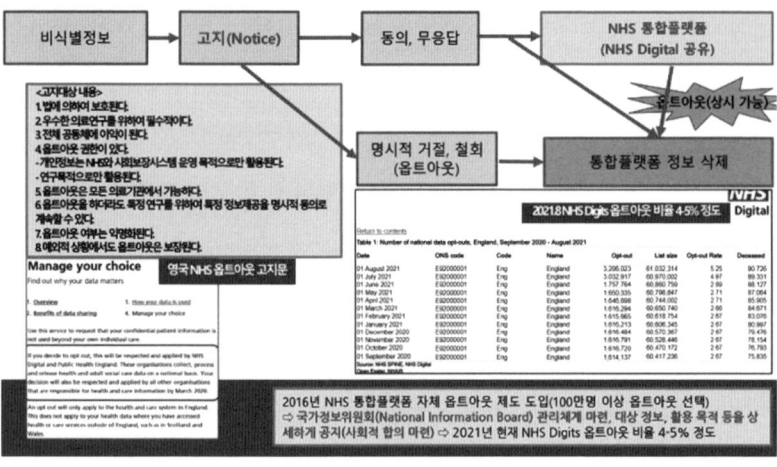

〈3-1〉 영국 NHS Digital 옵트아웃 수렴 과정

---

43   박대웅·류화신, "보건의료 빅데이터 법제의 쟁점과 개선방향 – 시민참여형 모델구축의 탐색을 중심으로", 법학논총, 제34집 제4호, 7-8면.

4. 2012년 대만 전민건강보험 사례

2012년 대만에서도 유사한 사례가 발생하였다. 대만은 단일보험체계인 전민건강보험을 통해 의료데이터를 활용하고자 시도하였다. 대만에서는 의료기관들의 의료비 청구 정보를 중앙건강보험서(National Health Insurance Adminstration, NHIA)의 지역 분국에서 보관하고, 데이터화하여 6개월마다 비영리재단인 국가위생연구원으로 이관하였다.

대만은 이러한 데이터를 연구 목적에 한하여 활용하고자 입법을 추진하였지만, 대만인권협회 등은 전민건강보험 데이터를 청구 목적 등으로 보관할 수는 있지만, 이를 연구 목적 등으로 활용하려고 하는 제3자에게 제공할 수 없다고 주장하였다. 또, 암호화된 정보는 재식별 가능성이 있으며, 비식별 정보라 할지라도 옵트아웃 권리가 인정되어야 한다고 주장하였다.

이에 대하여 대만 법원은 전민건강보험의 데이터를 연구 목적으로 제공하는 것은 위법이 아니라고 판단하였으며, 따라서 연구 목적으로 활용되는 경우 옵트아웃 권한이 인정되지는 않는다고 판단하였다.[44] 이에 따라 대만은 현재 의료데이터를 적극적으로 활용하는 국가로 분류되고 있다.

---

44 김은수 외, "보건의료 빅데이터의 이용과 한계 – 대만판례 TAHR vs NHIA(2012) 분석을 중심으로", 법학연구, 제27권 제1호, 연세대학교 법학연구원, 2017, 272-278면.
박대웅·류화신, "보건의료 빅데이터 법제의 쟁점과 개선방향 – 시민참여형 모델구축의 탐색을 중심으로", 법학논총, 제34집 제4호, 7-18면.
이호영, "약정원-IMS헬스, 민사 항소심도 승소…"손해 입증 부족"", 메디파나, 2019. 5. 3.

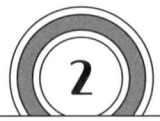

의료정보보호에 관한 미국의 개별 사례

1. 개관

미국에는 보다 다양한 형태의 의료정보 관련 과징금 부과 사례가 있다. 2014년 「HITECH」가 제정된 이후, 의료정보 유출 사고가 발생하면 환자뿐만 아니라 보건복지부(HHS)에 보고하여야 한다고 의무화되면서, 보건복지부 산하 의료정보 담당 부서인 인권국(Office for Civil Rights, OCR)에서 의료정보에 대한 행정처분을 본격적으로 집행하기 시작했다. 2013년에 부과된 과징금 액수는 약 500만 달러 정도에 불과하였으나, 2019년에는 2,500만 달러로 급증했다. 이는 보고의무가 규정된 이후, 행정처분이 급격히 증가하였음을 보여준다.

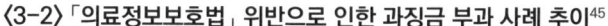
〈3-2〉「의료정보보호법」위반으로 인한 과징금 부과 사례 추이[45]

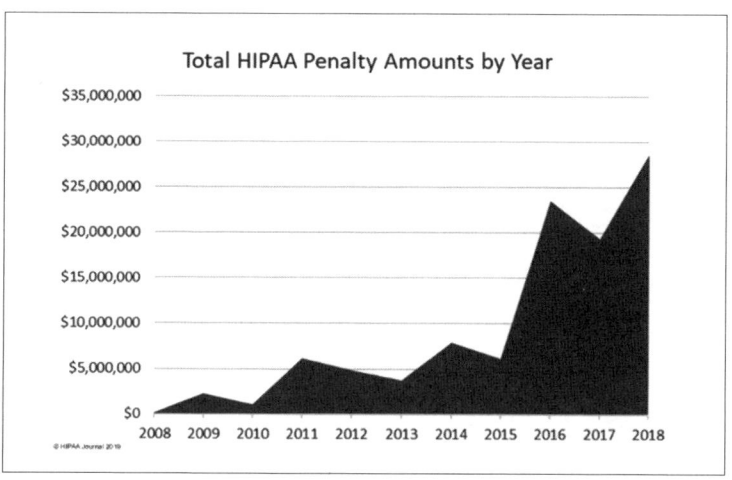

2. 1985년 입양자에 대한 입양정보 제공 사건[46]

1959년 친모 측은 담당 의료진에게만 본명을 밝히고, 의료기록상으로는 가명으로 아이를 출산하였다. 출산한 아이는 친모의 동의하에 입양되었고, 친모의 이름과 개인정보는 표지에 비공개임을 명시하고 밀봉되었다. 하지만, 담당의사는 적극적으로 해당 진료정보를 찾아서 출생자에게 제공하였다. 이에 친모(원고)는 의료기관(피고)이 의료정보를 무단 제공했다면서 의료기관을 상대로 법원에 소송을 제기하였다. 법원은 의료 불법행위에 관한 규정 위반이라고 보기는 어렵지만, 오리건주 법상 의료인으

---

45 https://www.HIPAAjournal.com/summary-2018-HIPAA-fines-and-settlements/.
46 Humphers v. First Interstate Bank of Oregon, Or. Sup. Ct., 298 Or. 706, 696 P.2d 527 (1985).

로서 적정한 의무에 반하여 불법행위 책임이 의료기관에 있다고 판단하였다.

3. 2003년 병원 관련자에 의한 의료기록 유출 사건[47]

2003년 한 환자가 HIV 검진을 받았는데, 해당 병원에 겸직하고 있던 동료에 의하여 근무하고 있던 회사에 해당 사실이 알려졌다. 환자(원고)는 의료기관(피고)에서 HIV 양성 사실 및 치료 결과를 유출하였음을 이유로 소송을 제기하였다. 법원은 환자의 동의를 받지 않고 HIV 검사 결과를 직장에 유출한 것은 악의적인 유출에 해당한다고 판단하면서, 의료기관에 대해서는 가중된 신의칙을 적용하여야 한다고 판단하였다.

4. 2013년 의료기관 직원이 정보시스템에 접속한 Kettering Health 사건

2013년 의료기관 Kettering Health Network는 환자(원고)에게 환자의 가족(배우자) 및 다른 의료기관(피고) 측 직원이 원고의 건강정보시스템에 접근하여 개인의료정보를 열람하였다는 점을 통지하였다. 의료기관(피고)

---

47 Doe v. Medlantic Health Care Group, Inc. D.C. Ct. App., 814 A.2d 939 (2003).
    김재선, "의료정보의 활용과 개인정보의 보호 – 미국 HIPAA/HITECH 연구를 중심으로", 행정법연구, 제44권, 2016, 283면.

측은 환자의 동의 없는 정보유출이 있었음을 인정하였다.

2014년 원고 측은 의료기관(피고)를 상대방으로, 「HITECH」법에 의하여 전자의료정보에 대한 접근제한 절차를 갖춰야 하는데 이를 지키지 않았으므로, 정부의 「HITECH」에 근거한 지원금을 제한하여야 한다는 허위청구법상 대위소송을 제기하였다. 하지만 항소법원은 의료기관(피고)의 직원이 직무범위 외의 행위를 고의로 행하면서 전자의료정보시스템에 접속하였다는 점만으로 의료기관이 「HITECH」에 규정된 보안성 확보 절차를 갖추지 못하였다는 점을 입증할 수는 없다고 판단하면서, 다른 주장이 있지 않은 한 의료기관(피고)의 책임을 인정하기 어렵다고 판단하였다.

5. 2014년 법원에 의한 정보공개 요청 사건[48]

2014년 임산부(원고)가 의료기관에서 산부인과 진료를 받았다. 원고는 치료 과정에서 의료진에게 특정 인물이 친부임을 밝히면서 검진 결과를 비밀로 하여 줄 것을 요청하였다. 그러나, 이러한 정보는 의료기관에 의하여 친부에게 알려졌고, 친부는 친자확인소송을 제기하였다. 원고와 친부 사이의 친자확인소송에서 법원의 요청을 받은 의료기관은 친자확인에 관한 진료기록을 제출하였다. 원고는 진료기록을 제출한 의료기관에

48　Byrne v. Avery Center for Obstetrics and Gynecology., SC No. 19904 (Conn. Nov. 11, 2014).
　　김재선, "의료정보의 활용과 개인정보의 보호 - 미국 HIPAA/HITECH 연구를 중심으로", 행정법연구, 제44권, 2016, 283면.

대하여 「HIPAA」와 의료계약법상 의무위반이라고 주장하였다.

코네티컷 대법원은 2014년 법원에 의한 의료정보의 공개는 「HIPAA」에서 규정하고 있는 공개요건에 해당하므로, 해당 정보의 공개가 불법행위에 해당하지 않는다고 판단하였다.

6. 2016년 의학 다큐멘터리에 개인정보를 동의 없이 사용한 ABC Film 사건

2016년, 미국 보건복지부는 ABC Films에서 방영된 의학 다큐멘터리 시리즈 『NY Med』에서 환자의 동의를 받지 않고 개인의료정보를 유출하였다는 이유로 99만 달러의 과징금을 부과하였다.

「HIPAA」에 따르면, 의사의 전문적 판단에 의하여 이루어진 정보공개는 환자의 이익에 반하지 않는다면 방송매체에 공개할 수 있다. 다만 이를 공개하려고 하는 의료기관 등은 사전에 동의서를 작성할 때 개인의료정보가 공개되거나 활용될 수 있다는 점을 명확히 하여야 한다고 규정하고 있다. 또, 사전동의 서식에는 내부 의료정보가 목적 외로 활용되지 않으며, 내부 연구 또는 보고서 발간 등에 활용할 수 있다고 명시하여야 한다고 규정하고 있었다.

당시 ABC Films 측은 환자의 동의를 거치지 않고 개인의료정보에 해당하는 내용을 복수의 의료기관으로부터 의료자문의 형태로 제공받아 다큐멘터리를 제작하였다. 따라서, 동의절차가 미비했다는 이유로 위반 정도 등에 따라 과징금이 부과된 것이다.

7. 2017년 내부 직원이 의료정보를 해킹한 21st Century Oncology 사건

2017년, 미국의 암 치료 전문기업인 21st Century Oncology[49]에서는 내부 직원들이 위법하게 의료정보를 조회했고, 2015년에는 회사의 내부 시스템이 해킹당하여 약 221만여 건의 개인건강정보(Protected Health Information, PHI)가 유출되는 사건이 나타났다. 정보주체들은 해당 의료기관이 사전·사후 위험관리의무, 정기점검의무, 제3자에 대한 정보공개 시 동의의무 등을 위반하였음을 이유로 소송을 제기하였고, 결국 당해 사건은 합의로 종료되었다.

이때, 사전 위험관리의무로 보안성·진실성 확보, 사후 위험관리의무로 유출사고 발생 시 고지 및 위험 확대 방지의무, 상시 관리의무로서 로그기록 감시의무, 접근기록 보고의무, 해킹 발생 시 정보보고의무가 주로 논의되었다.[50] 특히 본 사례는 합의 과정에서 의료정보의 관리절차에 관한 내용이 포함되었는데, 정보의 수집, 보관 등 관리절차에 의료기관의 책임이 있음을 확인했다는 점에서 의미가 있다.

---

49 김재선, "미국의 의료정보보호법제에 관한 공법적 고찰 – 미국의 최근 행정법제 적용사례 논의를 중심으로", 법학논총, 2019, 341-342면.
    HHS와 원고의 합의문 전문은 다음과 같다. 〈https://www.hhs.gov/sites/default/files/ 21co-ra_cap.pdf〉.

50 45 C.F.R §164.308.

8. 2018년 홈페이지에서 의료정보를 노출시킨 Cottage Health 사건

의료기관인 Cottage Health 그룹은 2013~2015년에 걸쳐, 해당 의료기관의 홈페이지에서 환자들이 별도의 본인 확인(아이디, 패스워드 등) 과정 없이도 본인의 의료정보인 진단질병명, 검사결과, 치료정보를 검색할 수 있도록 하였다. 의료기관 측에서는 본인의 의료정보를 보다 편리하게 검색할 수 있도록 하기 위한 조치였다고 설명하였지만, 결과적으로 2년간 약 6만여 명 환자들의 의료정보가 노출된 결과가 되었다.

이에 따라 미국 보건복지부(HHS)는 2018년 「HIPPA」에서 규정한 의료정보보호를 위한 조치[51]를 위반하였음을 이유로 과징금 300만 달러를 부과하고 약 3년간 의료정보보호를 위한 개선계획을 마련할 것을 명하였다. 해당 사건은 특히 의료기관에서 홈페이지에 의료정보를 조회할 경우, 반드시 본인 확인 등 안전성 확보조치를 준수할 것을 명확히 하고, 이러한 안전조치를 취하지 않았다는 사실만으로도 개인건강정보(PHI) 유출에 대한 책임이 있다고 판단하였다는 점에서 의미 있는 사례이다.

---

51   45 C.F.R §164.308a.

9. 2018년 개인의료정보를 언론사에 공개한 Allergy Associate of Hartford 사건

2018년 코네티컷 의료기관인 Allergy Associate of Hartford는 언론인과 인터뷰 도중 환자의 개인의료정보를 유출하였음을 이유로[52] 보건복지부(HHS)로부터 12만 5,000달러의 과징금을 부과받았다.[53]

2015년, 해당 의료기관의 환자는 환자와 의사 사이의 의료행위에 관하여 방송사 기자에게 이야기하였고, 기자의 요청에 따라 의사가 의료정보를 공개하는 일이 발생하였다. 보건복지부에 따르면, 공개된 정보는 환자 개인의 프라이버시를 침해하는 내용임이 명백하다고 볼 수 있으나, 그보다는 해당 정보가 고의적으로 공개되었는지가 쟁점이 되었다.

보건복지부는 해당 정보가 개인의료정보의 유출에 해당할 수 있다는 점을 사전에 의료진에게 경고하였다는 점을 입증하였고, 이에 따라 해당 정보는 「HIPAA」에 위반된 행위라고 판단되었다.

---

52 「HIPAA」 45 C.F.R. §164.530(e)(l).
53 과징금이 부과되는 형태이며, 실제로 과징금 금액은 합의로 이루어졌다. 〈https://public3.pagefreezer.com/browse/HHS.gov/31-12-2020T08:51/https://www.hhs.gov/about/news/2018/11/26/allergy-practice-pays-125000-to-settle-doctors-disclosure-of-patient-information-to-a-reporter.html〉

의료데이터를 둘러싼 소유권 논쟁

1. 개관

    의료데이터 활용에 대한 논의가 증가하고 있지만 구체적으로 누가, 어떻게 활용해야 할지에 대해서는 아직까지 입법 또는 판례로 명확하게 밝히지 못하고 있다. 의료정보가 실제적으로 의료행위 내에서 형성되는 정보이며, 치료목적으로만 활용되던 시기에는 의료진과 환자 사이에 민사법적 계약 관계 내에서 해결되어왔기에, 의료정보의 공적 작용이나 이해관계자들과의 관계에서 특별한 논의가 이루어지지 않았기 때문이다. 하지만 의료정보의 활용 시, 의료목적의 범위가 의료에서 웰니스 영역으로 확대되고, 정보가 데이터 영역으로 확대되며, 의료정보를 데이터세트 등으로 연계·결합하는 기술이 발전하면서 의료데이터를 둘러싼 이해관계

논의가 더욱 중요해지고 있다.[54]

2. 1990년 미국 캘리포니아 대법원의 Moore 판결[55]

의료데이터와 관련된 권리성에 관한 논의에 시사점을 줄 수 있는 대표적인 판례는 1990년 캘리포니아 대법원의 판례이다. 1976년 존 무어(원고)는 UCLA 병원에서 암 연구가인 의료진(피고)으로부터 모세모백혈병(Hairy Cell Lecukemia)에 대한 검진을 받았다. 의료진은 검진 과정에서 원고의 '혈액, 골수, 다른 체액 샘플'을 채취하였으며, 이 과정에서 원고는 '검진을 위한 절차'에 대한 서면 동의서를 작성하였다. 해당 동의서에는 피고 측이 채취된 샘플을 처리할 수 있다는 내용이 포함되어 있었다. 이후, 의료진은 추가 연구 과정에서 원고 측의 혈액 등에서 세포주(Cell Line)를 개발하였으며, 총 9개의 단백질 특허를 획득하였고, 이를 상업화하면서 연간 3억 원 정도의 수익이 발생했다. 환자는 수술 후 관리를 위하여 지속적으로 병원을 방문하였지만, 피고 측은 이를 알리지 않았고 약 7년간 원고 측(환자)의 혈액, 조직을 계속 채취하였다.

이후 소송에서 원고 측은 동의서에서 동의하지 않은 범위로 환자의 정보(우리 「생명윤리법」상으로는 인체유래물)가 활용되었으므로, 원고 측(환자)도

---

54 Kim, Jae Sun, Legislative Issues in Disclosing Financial Conflicts of Interest to Participants in Biomedical Research: Effectiveness and Methodology, 32 Journal of Korean Medicine Science 12, 1910–1916, 2017.

55 Moore v. Regents of the University of California, 51 Cal. 3d 120.

해당 특허권에 대한 권리가 있다고 주장하였다. 결론적으로 법원에서는 원고 측이 해당 특허권에 대한 소유권을 갖는 것은 아니라고 판단하였지만, 의료진은 원고 측에게 환자이자 정보주체로서 재정적 이해관계를 밝혀야 할 의무가 있으며 이러한 절차를 준수하지 않았다는 점을 이유로 위법성을 인정하였다.

다만, 캘리포니아 대법원은 원고 측(환자)의 재산권에 대한 주장에서 환자에게 특수세포가 있다는 것만으로 절대적인 권리가 인정되는 것은 아니라고 판단하였다. 또, 원고 측이 사생활 보호와 인간의 존엄을 근거로 보장되어야 하는 권리를 주장하였지만, 이러한 권리성도 이미 동의된 권리이므로 인정될 수 없다고 판단하였다. 추가적으로 불법행위성(Tort)에 관한 판단에서도, 의료기관에서 수행하는 많은 연구에서 의료 샘플이 전달되고 있지만 해당 의료 샘플의 수집 및 연구 과정에서 당사자의 권리를 보장하는 것은 현실적으로 기대할 수 없으므로 불법행위에 해당하지도 않는다고 판단하였다.

3. 2003년 플로리다 법원의 Greenberg 판결[56]

2003년 플로리다 법원에서도 유사한 사건이 있었다. 의료기관(피고 측)은 카나반병(Canavan Disease)에 걸린 환자들을 치료하는 과정에서 치료 목적으로 혈액과 조직을 채취하였으며, 연구 수행에 관한 적법한 동의를

---

56 Greenberg v. Miami Children's Hospital Research Institute

거쳐 연구를 진행한 이후, 산전 유전자 검사에 관한 특허를 취득하였다. 이후, 환자들의 부모, 가족 등이 소송을 제기하였지만, 법원은 연구 목적으로 활용되는 조직 표본(Tissue Specimen)은 신체에 속한 인체조직과는 구분되므로 연구자의 소유라고 판단하면서, 시료를 제공한 자가 권리를 주장하기는 어렵다고 판단하였다. 나아가 시료 제공자에게 재정적 이해관계를 설명할 필요도 없다고 판단하였는데, 그 이유로 시료 제공자에게 이해관계를 설명하게 되면 후향적으로 인체유래물을 사용하는 것이 제한될 수 있고, 제공자가 연구의 진행 및 방향을 지배하게 되어 연구가 위축되기 때문이라고 밝혔다. 추가적으로 유전정보(Genetic Information)에 대한 배타적 소유권은 유전정보에 관한 DNA 검사에서만 적용된다는 점도 설명하였다.

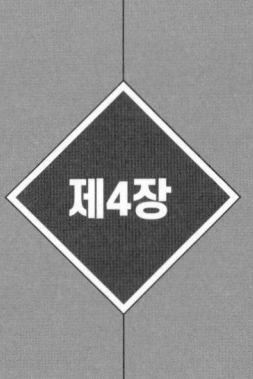

의료데이터 권리관계

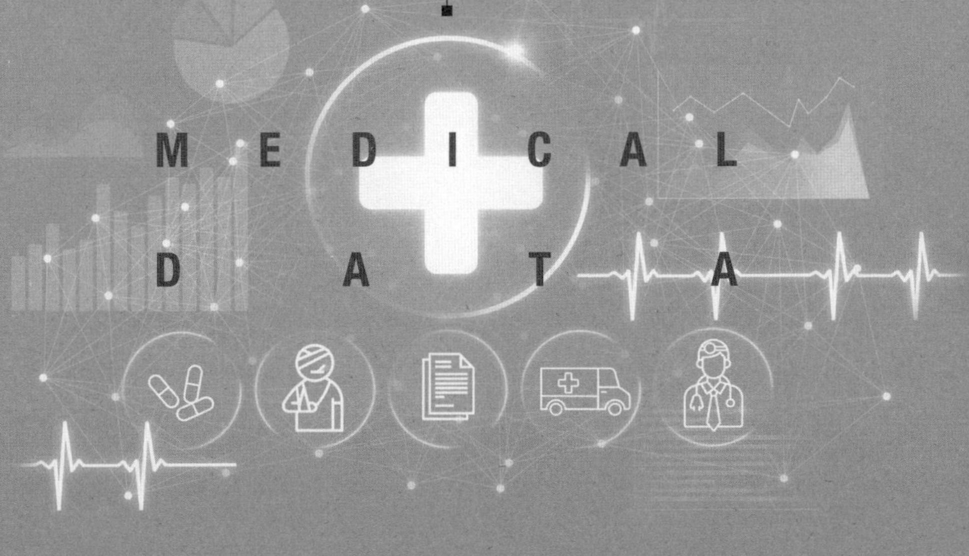

정 원 준

한국법제연구원 부연구위원 / 법학박사

〈제4장 의료데이터 권리관계〉는 2023년 3월, 「법과정책연구」, 제23권 제1호에 게재된 "보건의료데이터를 둘러싼 오너십론: 환자데이터는 재산인가? 누가 소유하는가?"라는 제목의 논문을 이 책의 취지에 맞게 수정하여 작성한 것임을 밝힙니다.

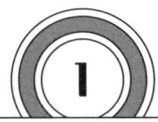

의료데이터 활용과 권리관계 문제

1. 보건의료데이터 활용의 역사와 디지털화

보건의료데이터의 시초는 환자의 부상 진단과 치료법 등을 글로 새기기 시작한 약 4,000년 전으로 거슬러 올라간다. 당시 고대 이집트에서는 간병인과 의사를 비롯한 의료종사자들이 환자의 객관적 증상과 징후, 그리고 여러 의학적 관행들을 관찰하여 파피루스에 기록하였다고 한다. 특히 그중에서도 수술에 관한 교과서로 제작된 '에드윈 스미스 파피루스(Edwin Smith Papyrus)'는 해부학적 관찰과 각종 질병에 대한 시험, 진단, 치료 및 예후 등에 이르기까지 비교적 상세한 의학정보가 기술(既述)되어 있어서, 후세에도 이를 바이블로 삼는 연구가 이어지고 있다.[57]

57　J. H. Breasted, The Edwin Smith Surgical Papyrus: Hieroglyphic Transliteration, Translation And Commentary V1 Paperback, Kessinger Publishing LLC, 2006.

이처럼 모든 정보가 수기(手記)로 기록되던 시대에는 대규모 시험과 통계학적 분석을 통해 신뢰도 높은 전문적 지식을 구축하기까지 상당한 시간과 노력이 투자되어야만 했다. 즉, 서면으로 남겨진 주관적 경험에 의존하는 '경험중심 의료(Exprience-Based Medicine)'에서는 방대한 데이터의 축적과 분석에 한계가 있어서, 특정 치료법의 효과를 평균적으로 검증하고 이를 토대로 객관적으로 신빙성 있는 의료 지식을 단기간에 확보하기가 쉽지 않았다. 이에 따라 의료수급자 누구나 높은 질의 의료를 동등하고 평등하게 보장받기 어려웠다.

그러나 최근 각종 의료센서와 IoT 기반의 의료기기가 등장하면서 개인의 건강상태나 생체정보, 유전체 정보 등의 건강정보와 의료정보를 시속적으로 수집할 수 있는 환경이 도래하였다. 또, 클라우드 기반의 빅데이터 분석을 통해 방대한 규모의 정보와 데이터소스로부터 숨겨진 의미를 추출하여 새로운 부가가치를 창출하고 있다. 이로써, 환자가 겪고 있는 질병의 병태생리학적 특성, 인종에 따른 유병률, 의료영상정보 분석 통한 병변(病變) 식별, 질환 발병에 대한 유전적 위험도(Polygenic Risk) 등 기존에 검증하기 어려웠던 사항들에 대해, 과학적 근거를 기반으로 한 의학적 접근이 가능하게 되었다. 이러한 변화는 이른바 '증거중심 의료(Evidence-Based Medicinie)'로의 패러다임 전환으로 일컬어진다.[58] 증거중심 의료의 접근법은 임상적 판단에 있어서 유전적 특성, 기왕력(旣往歷) 등 환자의 임상적 배경이나 외부로부터의 통계학적 분석 등 신뢰할 수

58　G. Guyatt et al., Evidence-based medicine. A new approach to teaching the practice of medicine, 17JAMA268, 1992.

있는 과학적 근거(Evidence)에 기반한다는 점에서 양질의 데이터를 확보하는 것이 필수이다.

근래에 들어 의료데이터는 현대 의학의 발전과 의료서비스의 질적 향상에 많은 기여를 해왔다. 바이오뱅크에 수집된 정보 혹은 의료기기·소셜미디어[59]·데이터플랫폼 기업 등에 의해 수집·생성된 데이터 등은 면밀한 분석을 통해 개인맞춤형 의료서비스를 개발하는 데 사용된다. 개인맞춤형 의료서비스는 일상생활에서의 건강관리를 돕고, 나아가 새로운 질병을 진단·예측하는 예방의학 분야에까지 사용된다.

이렇듯 보건의료 환경에서 데이터의 가치와 유용성이 날로 부각되면서, 디지털치료제 개발, 맞춤형 헬스케어 서비스, AI 기반 영상진단 등 디지털 헬스케어 분야의 성장도 빠르게 가속화되고 있다. 시장 조사업체인 STATISTA에 의하면, 글로벌 디지털 헬스케어 시장 규모는 2022년 2,680억 달러에서 2025년 6,570억 달러로 확대되는 등 연평균 25%의 고성장이 전망된다.[60]

특히 디지털 기술의 진전으로 다양한 루트를 통해 전 생애주기에 걸쳐 개인의 건강정보를 기록·관리하는 개인건강기록(Personal Health Record, PHR)[61] 서비스가 가능해진 점은 획기적인 변화라 할 수 있다. 이로 인해

---

59 소셜미디어를 통한 의료정보의 생성이 낯설게 느껴질 수 있으나, 유전의학, 소아과, 불임치료 등의 분야에서 환자들은 종종 의학적 지식이 게시된 페이스북과 트위터에서 지지모임을 구성하여 특정 질환에 관한 구체적인 정보를 교환·공유한다.

60 STATISTA, "Projected global digital health market size from 2019 to 2025", 2022. 8. 11. 〈https://www.statista.com/statistics/1092869/global-digital-health-market-size-forecast/〉 (visited at Feb. 22, 2023).

61 여기서 말하는 PHR은 "평생의 건강관리를 위해 소비자가 언제 어디서나 개인 건강정보를 열람하거나 해당 내용을 직접 입력하여 관리하는 등 개인의 건강관리를 돕는 서비스"로 정의할 수 있다.

환자 자신이 스스로 의료정보의 관리주체가 되어 적극적으로 관리하고 통제하는, 정보주체 중심의 의료데이터 생태계가 급부상하고 있다.

2. 데이터 오너십론의 대두

보건의료데이터의 유통과 활용을 극대화하기 위한 여러 법적 방안 가운데 난맥상을 보이는 논제 중 하나가 바로 보건의료 분야에서의 '데이터 오너십(Data Ownership)' 쟁점이다. 이는 엄밀한 의미의 소유권으로서 배타적 지배권을 지칭하는 것은 아니지만, 일반적으로 '데이터 소유권' 논의로 통용되고 있다.[62]

보건의료데이터를 누가 소유하는가의 문제에 있어서 흔히 범하게 되는

박용민, "PHR 서비스를 위한 P2P 기반 의료정보시스템에 관한 연구", 한국정보기술학회논문지, 제11권 제12호, 2013, 123쪽.

62 본래 우리 법체계하에서 '소유권'이라고 하면, 특정 물건을 직접 지배하는 배타적 권리를 뜻하는 법률 용어로서, 「민법」상의 소유권을 지칭한다. 구체적으로 「민법」 제211조는 법률의 범위 내에서 소유물을 배타적으로 사용, 수익, 처분할 수 있는 권리를 소유권으로 규정하는데, 이에 따라 소유권 개념을 배타적 지배권을 부여하는 물권적 권리로 한정하여 해석하게 되면, 이 글에서 논의하는 환자 정보의 소유권 쟁점은 의료영역의 복잡한 이해관계 구조에 힘입어 결국 많은 한계에 부딪힐 수밖에 없다. 따라서 이 글에서는 소유권이라는 혼란스러운 표현에 의해 논의의 방향이 오도되는 측면을 미연에 방지하기 위하여, 국내 문헌에서 주로 등장하는 '데이터 소유권' 개념 대신에 해외의 법역(法域)에서 일반적으로 사용하는 '데이터 오너십(Data Ownership)'이라는 표현을 주요하게 사용하도록 한다. 다만 데이터를 소유한다는 관념은 달리 표현하기 어려우므로 소유한다는 개념을 완전히 배제하지는 않고, 적절히 혼용하여 사용하도록 한다. 유사한 취지에서 데이터 소유권 개념이 「민법」상의 소유권과 혼동을 초래하므로, 데이터 오너십이라는 외래어 표기를 사용하는 것이 대안이 될 수 있다는 견해로는, 최경진, "데이터와 사법상의 권리, 그리고 데이터 소유권(Data Ownership)", 정보법학, 제32권 제1호, 2019, 237쪽을 참고하기 바란다.

오해가 있다. 그것은 정보주체로서 환자가 자신의 데이터를 전적으로 소유한다는 관념이다. 이는 두 가지 측면에서 문제를 지적할 수밖에 없다.

우선 데이터 소유권은 당해 권리가 누군가에게 전적으로 귀속되는 것을 목표로 하지 않는다는 점이다. 특수한 몇몇 상황을 제외하면 물리적 지배가 불가능한 데이터의 특성상 데이터를 특정인에게 귀속시키는 것은 정교하게 확립된 이론적 법리와 논거를 동원하여야만 가능하고, 다른 논의에서 보듯이 그러한 주장이 쉽사리 결실을 맺기도 어렵다. 더군다나 의료데이터 자원을 가급적 널리 공유하고 활용함으로써 적절한 이익 분배를 통한 효율성 확대를 목적으로 하는 데이터 오너십 논의의 본래 취지와도 맞지 않는다.

나아가 의료 영역에서 데이터 제공자(환자), 데이터 수령자·이용자(의사), 데이터의 보관·관리자(의료기관) 등으로 데이터의 귀속이 분리되는 경우에는 몇 가지 문제가 더 있다. 이를테면 의료(진료)계약의 법적 성격을 준위임계약으로 보아 위임자에 해당하는 환자의 정보는 환수되어야 하는 것인지, 혹은 서비스 이용계약으로 보아 의료서비스에 대한 급부로서 환자 정보를 당연히 제공해야 하는 것인지, 그것도 아니면 의사의 고용계약으로 보아 그에 부수하는 묵시적인 정보처리 약관 혹은 약정이 있었다고 볼 것인지 등 계약의 법적 성격 규명과 그 해석에 따라, 특정 주체에게 권리 귀속을 인정해야 할 당위적 판단이 달라진다.

또 다른 하나는 데이터 일반에서의 담론적 논의와 달리, 의료 분야가 가진 특수성을 최대한 반영하여야 한다는 점이다. 먼저 진료기록부, 전자의무기록 등에 대한 법률상 보관·관리의무와 진료기록 사본의 전송(또는 송부) 요구, 정보 누설 및 부당 목적 사용금지, 허위 작성 및 고의에 의한 추가 기재·수정 금지 등을 규정하고 있는 점을 간과해서는 아니 될 것이다. 혹, 데이터 생성과정에 참여하거나 기여한 특정 이해관계 주체가 일정한 권리를 부여받는다고 하더라도, 상기의 법률상 의무로 인해 발생하는 특수한 맥락을 논의 과정에서 반드시 고려하여야 한다는 것이다.

다음으로 정보를 생성·생산하거나 보관·관리하는 주체가 다양하게 존재하는 의료 분야의 특수성과 의료정보의 유형 또한 특정 주체의 기여 정도에 따라 달리 유형화됨을 전제로 삼을 필요가 있다. 특히 의료정보의 유형별 접근과 관련해서는 가령 환자가 제공한 신상정보와 질병 및 증상에 따른 주관적 정보, 의사가 진료를 통해 확인한 객관적 정보(검사수치 등), 의사의 전문적 지식 및 가치판단이 포함된 진단서와 소견서 등에 대한 오너십 문제는 각각 다른 층위에서 검토되어야 할 것이나. 즉, 환자의 인격적 표지로부터 유래한 정보와 의료인의 전문적 판단으로 생성된 정보 등을 구분하지 않고 혼재한 상태로 데이터 오너십을 논하는 것은 귀속의 주체를 불분명하게 하여 논의의 실익을 단절시킨다.

전술한 바와 같이 보건의료데이터에 대한 소유권 판단이 제법 까다롭고 불확실한 문제임에도 불구하고, 아직까지 이에 대한 입법적 대응이 시도되지 못하고 있다. 게다가 정립된 판례가 있다거나 중요한 참고가 될 만한 법이론 또한 명확하게 정립되어 있지도 않다. 이러한 상황에서 국내의 연구는 구체화된 입법 및 해석 방향을 제시하지 못하고 있다. 무엇보다 중요한 것은 정보처리에 있어서 다양한 이해관계 주체가 관여하는 상황 속에서, 최대 이해관계자는 결국 환자라는 것을 인식하는 것이다. 따라서 환자의 통제권을 어디까지 인정할 것인가를 중심으로 데이터 오너십 문제를 풀어나갈 필요가 있다.

이러한 맥락에서 "환자의 정보는 재산(Property)인가?", "그 정보는 누가 소유하는가?" 하는 연구 질문과 문제의식에 대하여 어떠한 해결책을 강구할 수 있을지를 이론적·실제적으로 살펴볼 필요성이 있다.

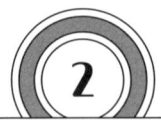

보건의료데이터의 특수한 맥락

1. '데이터'와 '정보'의 구분

데이터 오너십은 데이터에 대하여 권리를 부여하는 것이므로 그 대상으로 삼고 있는 '데이터(Data)'와 '정보(Information)' 사이의 개념적 구분부터 명확히 하여야 한다. 통상적으로 정보는 데이터의 상위 개념으로 정의된다. 즉, 정보는 반드시 데이터의 형식을 띠지 않고도 존재할 수 있다는 의미이다.

먼저 정보의 개념에 대하여 살펴본다. 정보의 개념과 관련하여 널리 받아들여지고 있는 정의 방식으로는 내용층위/의미론적 정보(Content Layer), 기호층위/구문론적 정보(Code Layer), 매체/구조적 정보(Physical Layer)로 구분하는 견해[63]가 주류적이다.

---

63 Benkler, "From Consumers to Users: Shifting the Deeper Structures of

간단히 설명하면, 내용층위는 음악이나 소설 등에서 우리가 듣고 이해하는 내용 그 자체를 의미한다. 그리고 기호층위는 그것을 음표나 문자·숫자·이미지 등으로 일정한 규칙을 적용하여 표현해내는 것을 말하며, 매체의 경우 음원이나 파일, 책 등을 기록한 CD나 SD카드, USB, 종이 등의 물리적 저장매체를 가리킨다.

이와 같은 정보의 세 가지 층위를 세부적으로 구분하지 않고, 데이터 그 자체를 법적 보호의 대상 내지 권리의 객체로서 다루게 되면 여러 관점의 논의가 뒤섞이게 된다.[64] 이렇게 되면 논자마다 다른 층위의 데이터를 관념화하게 놓아둠으로써 법적인 측면에서 데이터를 둘러싼 권리관계의 해석을 규범적으로 일체화시키는 바람직하지 않은 접근이 이루어질 가능성이 커진다. 특히 서적과 같이 저장매체와 구문론적 정보가 일체화되는 사례가 더러 존재하는 아날로그 데이터와 달리, 디지털 데이터[65]의 경우 완전한 무형의 실체로 존재하는 독립적 객체가 되므로,[66] 개념적인 구분이 반드시 필요하다.

Regulation", 52 Federal Communications L J 561, 562 (2000);
Lessig, The Future of Ideas: The Fate of the Commons in a Connected World, 2002, p. 23; Zech, Information als Schutzgegenstand, 2012, S. 37 ff;
이동진, "데이터의 법적 성질과 오너십", 『데이터법』, 세창출판사, 2022, 89-91쪽.

64 예를 들어 의사의 전문적 판단이 들어간 진단서와 소견서 등에 대하여 창작성을 토대로 저작권을 인정해야 한다는 일각의 주장도 기호층위의 관점에서 접근한 것으로 볼 수 있다.

65 데이터의 구체적 정의에 대하여는 견해가 다를 수 있으나, 최근 법학 분야에서 데이터의 정의는 대체로 아날로그와 구분되는 디지털로 변환이 가능한 것을 지칭하는 경향이 일반적이다. 오병철, "제3의 재산으로서 데이터의 체계적 정립", 정보법학, 제25권 제2호, 140쪽.
독일 민법학에서도 데이터를 '전자적 정보(elektronische Information)'로 이해하는 것이 일반적으로 받아들이는 입장이라고 한다.
Vincent Winkler, "Recht an Daten im Zivilrecht", Mohr Siebeck, 2021, S.20.

66 오병철, "디지털 정보재의 매매에 관한 고찰", 제3회 한국법률가대회 논문집, 2002, 535쪽.

따라서 당연하게도 데이터 오너십의 대상으로 논의하고자 하는 데이터 역시 그 층위의 구분에 따른 개별적인 검토가 이루어져야 한다. 이처럼 층위를 나누어 검토할 때 얻을 수 있는 실익은 각각의 층위별로 다른 권리를 설정할 수 있고, 그러한 권리에 따라 각기 다른 권리자가 생길 수 있다는 점이다.[67] 따라서 진료기록과 같이 기록된 형태의 데이터와 언제든 복제가 가능하고 전송의 대상이 될 수 있도록 전산망에 기록된 구문론적 정보에 해당하는 데이터, 그리고 특정 개인이 질병을 앓고 있다는 사실과 같은 의미론적 정보에 해당하는 데이터 등을 각각 다른 차원에서 검토하여야 할 것이다. 다만 유의할 것은 이러한 접근에 있어서 특정 주체가 권리를 가진다고 하여, 다른 주체가 중첩적인 보호의 주체가 될 수 없는 것은 아니라는 점이다. 이는 저작권에서 인정되는 "권리의 다발(A Bundle Of Rights)"과 비슷한 구조를 띤다. 데이터를 둘러싼 권리가 단일한 권리가 아닌 권리의 집합체로서 개개의 권리들을 분리·양도할 수 있다는 점에서 그러하다.

그렇다면 의료 영역의 오너십 논의에서의 데이터를 디지털 데이터로 한정할 필요가 있는가? 결론부터 말하면 논의의 효율을 위해 디지털 데이터로 한정할 필요가 있다고 본다. 데이터는 일반적으로 정보가 갖는 여러 층위 중에서도 디지털화된 형태로 정보를 처리하기 위한 기입방식으로서 구문론적 정보를 지칭한다. 또, 의료 영역에서의 오너십 쟁점은 결국 환자를 중심으로 데이터를 활용할 수 있는 방안으로서 고안된 것이므로, 이러한 데이터의 공개·공유·활용 등은 디지털화된 데이터를 전제로

---

67 이동진, "데이터의 법적 성질과 오너십", 『데이터법』, 세창출판사, 2022, 90-91쪽.

한다고 할 것이다. 현행 법체계하에서도 대부분의 경우, 데이터를 디지털 데이터로 한정하여 개념화한다. 실질적으로 의료 영역에서 더 이상 아날로그 형태의 데이터가 취급되지 않는 것이 실상인 점은 차치하더라도, 법학적으로 따져볼 실익도 별로 없다.

데이터의 오너십 부여가 어려운 이유는 데이터의 경우 다양한 주체가 동시에 보유하는 것이 가능하여 완전히 배타적으로 지배하고 소유하는 것이 불가하고, 비경합적 특성으로 인하여 복제와 전송을 통해 2차적 사용이 용이하다는 특수성 때문이다. 이에 따라 작금의 오너십 논의에서 독립적 객체가 되기 어려운 아날로그 형식의 데이터는 논의의 대상에서 배제하여도 큰 무리가 없다.

2. 오너십 대상으로서 보건의료데이터의 개념 및 유형

국내 『보건의료데이터 활용 가이드라인』에 의하면, 보건의료데이터는 "「보건의료기본법」 제3조 제6호에 따른 보건의료정보로서 광(光) 또는 전자적 방식으로 처리될 수 있는 것"으로 정의된다.[68] 이는 보건의료데이터와 보건의료정보라는 개념을 단순히 정보처리 방식에 따라 구분한 것이다. 이에 의하면 두 개념의 범주에는 차이가 없다. 그러나 보건의료 영역에서 보건의료데이터는 보건의료정보보다 포괄적인 개념으로 이해될 필요가 있다. IoT 기기나 웹서비스 등을 이용함으로써 건강증진 및 보호 등

---

68 개인정보보호위원회·보건복지부, 『보건의료데이터 활용 가이드라인 개정(안)』, 2022, 2쪽.

의 활동 과정에서 수집·생성된 데이터 등이 보건의료데이터에 해당하지만, 보건의료정보에 속하지 않는 데이터를 포섭해야 하기 때문이다.[69]

보건의료데이터의 법적 보호를 강구하고자 할 때, 무엇이 소유와 규제의 대상이 되는가를 특정하기 위한 차원에서 데이터 개념의 특정은 매우 중요하다. 의료데이터의 유형을 구분해보면 다음과 같다.[70]

먼저 의료제공자가 환자로부터 임상 환경에서 수집한 '임상데이터(Clinical Data)'가 있다. 임상데이터는 전자의무기록(Electronic Medical Record, EMR)이나 종이 기반 의료기록, 그리고 임상시험 기록 등의 형태로 저장된다.

다음으로 '관리데이터(Administrative Data)'는 환자의 치료 또는 치료에 내한 지불과 관련하여 의료제공자 및 지급인과 같은 의료 분야 이해관계자가 환자로부터 수집한 정보이다. 이러한 데이터는 기록보관 또는 청구와 같은 비즈니스 목적으로 사용되며, 환자 인구통계 및 보험 정보를 포함할 수 있다. 관리데이터는 EHR 및 EMR, 종이 기반 의료기록 및 진료관리 시스템에서 확인할 수 있다.

마지막으로 '환자생성 건강데이터(Patient-Generated Health Data, PGHD)'

---

69 이와 같은 취지에서, 김재선, "미국의 보건 의료데이터 보호 및 활용을 위한 주요 법적 쟁점 – 미국 HIPAA/HITECH, 21세기 치료법, 공통규칙, 민간 가이드라인을 중심으로", 의료법학, 제22권 제4호, 2021, 122-124쪽
위 논문에서는 보건의료데이터에 대하여 별도의 정의를 내리지는 않았으나, 보건의료데이터가 방대하게 구축된 형태를 가리키는 '보건의료 빅데이터'와 '보건의료 빅데이터세트'를 넓게 정의하고 있는 것으로 보인다.

70 Lara Cartwright Smith, Elizabeth Gray, and Jane H. Thorpe, Health Information Ownership: Legal Theories and Policy Implications, 19 Vanderbilt Journal of Entertainment and Technology Law 207 (2020), pp.212-213.

는 "환자가 작성, 기록 또는 수집한 건강 관련 데이터 또는 비임상 환경에서 환자의 가족 또는 기타 간병인이 작성, 기록 또는 수집한 데이터"이다. PGHD는 혈당 측정기와 같이 제공자에게 자동으로 전송되지 않는 모바일 앱, 개인건강기록(PHR) 및 가정용 건강 장비에 의해 생성되거나 수집될 수 있다.

국내 보건의료 환경에서 의료정보의 데이터화 과정은 다음과 같다. 1990년대 초, 정보통신망을 활용한 처방전달시스템(OCS)을 보급하였고, 1990년대 말 들어서 등장한 의료영상저장전송시스템(PACS)을 통해 디지털 이미지 시스템을 확대하였다. 그리고 이때쯤 의료기관 내의 모든 진료기록을 전산화하여 통합의료정보시스템의 구축을 가능하게 하는 전자의무기록(EMR) 제도[71]를 도입하였다. EMR은 종이 또는 문서 양식으로 기록된 진료차트, 환자용 진료의뢰서, 처방전, 영상정보 등의 모든 의료기록을 디지털로 전환한 것이다. 이 디지털 데이터는 통합된 정보 활용체계를 구축하기 위한 기반 역할을 한다고 할 수 있으며, 실제로 현재 개발 중인 병원정보시스템, 보건의료 정보망, 임상정보시스템 등은 모두 EMR을 토대로 한다.

결론적으로 데이터 활용의 대상이 되는 의료데이터에는 의료인, 의료보조인 등 의료행위를 하는 자들이 기록한 것 외에도 다양한 경로를 통해 생성·수집되는 데이터가 있다. IoT 혹은 전문 의료기기 등의 디바이스

---

71 의료기록 및 데이터는 크게 단일의료기관 내부에서 진료 및 치료를 목적으로 보관·관리하는 전자의무기록(EMR), 여러 의료기관 내 관리 및 상담에 활용가능한 전자건강기록(EHR), 그리고 분산된 의료기관의 의료정보를 개인이 직접 관리하고 업데이트하는 평생 개인건강기록(PHR)으로 구분된다. 이들 간의 관계를 정리해보면 EMR과 EHR은 PHR을 구성하기 위한 중요한 정보가 된다고 할 수 있다.

를 통해 생성·수집되어 분석되기도 하며, 의사의 전문적 소견에 기반한 진료기록이나 진단서가 작성되어 병원 내에 기록·보관되기도 한다.

그러나 분산된 의료기관의 의료정보를 개인이 직접 관리하고 업데이트하는, 평생 건강기록에 해당하는 '개인건강기록(Personal Health Record: PHR)'[72]은 여전히 법률상 규율 대상이기 때문에 포섭하지 못한다.

3. 보건의료데이터의 특수한 법적 성질

보건의료데이터는 의료인과 환자 사이에서 이루어지는 진료행위를 통해 정보 교환이 일어난다는 특성을 가지며, 의료기관 내에서도 다수의 의료종사자가 관여한다는 점과 보험자 및 국가기관 등 의료기관 외부에서도 공동 활용된다는 점이 특징이다. 또, 의료인과 환자 사이에 의료계약을 통해 생성되는 사적 계약의 성격을 가지며, 이러한 정보가 축적되어 보건의료 정책이나 의료사업에 이용된다는 점에서 공익적 성격도 동시에 가진다.

보건의료데이터의 이와 같은 특성에 기반하여 법적 성질에 따라 데이터의 유형을 분류해보면 다음과 같다.

첫 번째 유형으로는 개인이 느끼는 질병 상태에 대한 주관적 증후 등을

---

72 PHR은 신체계측정보, 접종정보, 처방정보, 진료기록 등을 비롯하여 유전체 정보와 개인건강관리 서비스 등을 통해 수집된 정보를 포함한다. PHR 정보를 통해 의료기관에 분산된 환자의 건강정보를 통합·연계하여 개인맞춤형 서비스를 제공한다면, 초고령 사회에서 만성질환 환자를 지속적으로 관리할 수 있고 응급환자의 경우에도 즉각적인 대응이 가능해질 것이다.

의료진에게 제공하여 정보화되는 데이터가 있다. 예를 들어 환자가 느끼는 증상은 질병에 따라 유사하게 나타날 수 있지만, 개인차를 보일 수도 있다.

두 번째 유형으로는 환자의 주관적 증상을 바탕으로 의료인이 객관적으로 수집하는 질병과 관련된 정보이다. 이 경우에도 환자가 제공하는 증상에 대한 정보로부터 유래한 정보이기는 하지만, 의료인의 경험과 전문성을 토대로 객관적 자료를 수집하는 것이라는 점에서 차이가 있다. 의료인은 이러한 정보를 통합하여 경중을 따져 진단적 검사를 수행할지를 결정한다.

세 번째 유형은 환자의 증상, 의료 분야의 전문적 지식 등을 토대로 의료인이 직접 판단하여 결정 내릴 수 있도록 돕는 데이터이다. 이는 의료인의 전문성과 경험에 의존한다는 점에서 두 번째 유형과 거의 유사하지만, 의료인에 의존하는 비중이 더 크다는 점에서 차이가 있다.

이러한 유형의 구분방식은 과연 의료데이터가 환자의 것으로만 볼 수 있는가, 하는 의문을 갖게 한다. 일반적으로 보건의료데이터는 환자의 개인정보자기결정권에 의하여 환자가 갖는다고 보는 견해가 지배적이다.[73] 첫 번째 유형처럼, 환자가 주관적인 증상을 호소하는 과정에서 생성된 정보에 해당하므로 환자의 독점적 권리를 인정하는 데 큰 문제가 없어 보인다. 문제는 두 번째, 세번째 유형처럼, 의료인이 객관적으로 수집

---

73 이와 관련하여 「보건의료기본법」 제12조는 "모든 국민은 보건의료인으로부터 자신의 질병에 대한 치료 방법, 의학적 연구 대상 여부, 장기이식(臟器移植) 여부 등에 관하여 충분한 설명을 들은 후 이에 관한 동의 여부를 결정할 권리를 가진다."라고 하여 보건의료서비스에 대한 자기결정권을 규정한다.

한 질병 관련 정보와 의료인의 판단이 들어간 정보가 포함된 경우이다. 환자의 주관적 호소를 근거로 의료인의 전문적인 판단이 어우러져 생성된 정보이므로, 환자만의 독점적 권리라고 인정하기보다는 의료인의 전문적 지식과 경험의 개입도 함께하고 있음을 고려해야 한다. 이는 후술하여 살펴볼 보건의료데이터의 데이터 오너십 논의를 촉발하는 시발점이 된다.

데이터 오너십(Ownership)에 대한 법이론적 검토

1. 데이터 오너십론의 연혁적 배경

프라이버시와 데이터 오너십을 둘러싼 논쟁은 1960년대 컴퓨터와 디지털 기록의 출현 이래로 학문적 영역에서 꾸준히 이어졌다.[74] 그러나 1990년대 말부터 2000년대 초까지, 인터넷의 보급과 성장이 급성장하면서 사이버 법과 지식재산 학자들 사이의 논의가 격화되었다. 최근에 이르러서는 '데이터 주도 경제(Data Driven Economy)'하에 디지털 플랫폼이 부상하면서, 데이터 생태계 내 이해관계자 간 힘의 불균형이 증가하였고, 데이터 오너십을 확보하기 위한 새로운 개념적 정립과 해석이 시도되고 있다.[75]

---

74 당시 개인정보는 재산권으로 정의할 수 있다는 내용을 담은 최초의 문헌으로 『Privacy and Freedom』가 있다(Alan F. Westin, 1967, p.324).
75 데이터 오너십론은 권리의 대상과 법적 성격을 어떻게 바라보느냐에 따라 크게 EU에서의

보건의료 영역에서의 논의 역시, 2000년대 초중반까지만 해도 환자의 정보보호 권리를 확장하는 차원에서의 담론이 주였다면, 최근에 이르러서는 보건의료데이터의 활용과 개인정보보호 사이에 균형적 방향 설정을 통해 헬스케어 산업의 발전을 꾀하고자 하는, 즉 정보의 교환과 교류 가능성을 염두에 둔 접근이 더 큰 비중을 차지하고 있다. 결론적으로 데이터의 자산적 가치가 증가하면서 그 경제적 가치를 권리화하기 위한 시도가, 작금에 논의되고 있는 데이터오너십론의 핵심 취지라 하겠다.

2. 데이터 소유권론과 무엇이 다른가?

여기서 '데이터 오너십(Data Ownership)'이라 함은 「민법」에서 비교적 명확하게 정립되어 있는 개념인 '소유권(The Right to Property)'과는 다소 차이가 있다. 특히 「민법」상 소유권은 기본적으로 유체물인 물건을 대상으로 하기 때문에, 무체물에 해당하는 데이터는 소유권의 대상이 되지 않는다는 것이 일반적인 통설이다. 하지만 이와 같은 결론으로 논의를 종결시키는 것은 정책적으로나 이론적으로도 결코 바람직하지 않다. 데이터에 소유권과 같은 지배적 권리를 부여하는 것은 거래의 안정성을 도모함으로써, 데이터의 거래와 유통을 촉진할 수 있는 상당한 파급력이 있

논의와 영미법계에서의 논의로 나눌 수 있다. 전자는 이 글에서 논의의 중심으로 두고 있는 것과 같이 주로 비개인데이터를 대상으로 배타적 지배권이자 독립적 재산권으로서의 특징에 주목하였다면, 후자는 정보주체의 개인정보에 대한 권리를 강화하는 방향에 개인정보를 이용해 얻을 수 있는 재산적 이익을 포함시킬 수 있을지의 논의를 전개하였다.

기 때문이다. 지금은 당연한 권리로 받아들여지는 지식재산권의 경우에도 1710년 영국의 '앤 여왕법'을 통해 처음 도입되었을 때, 인격적 이익의 보호인지 재산적 가치의 보호인지 권리의 성격을 두고 오랜 논쟁이 펼쳐지기도 했다. 그런 역사적 사실만 봐도 이 점을 인식할 수 있다.

결론적으로 데이터 오너십 쟁점은 흔히 데이터 소유권 문제로 표현하지만, 그 실질에 있어서는 데이터의 활용과 이익의 분배를 위하여 배타적 권리를 부여하려는 시도로 봄이 바람직하다. 따라서 데이터 오너십은 사용, 수익, 처분의 권능을 동반하는 「민법」상 소유권의 개념이 아닌 "데이터에 부여되는 일체의 법적 지위(접근·통제권을 포함)와 배타적 권리"를 총칭하는 개념으로 보는 것이 보다 실질에 가깝다고 할 것이다.[76] 또, 데이터 오너십론에 있어서 무엇보다 중요한 것은 이를 특정인에 한하여 부여되는 단일한 권리로 보기보다는, 데이터의 이용 맥락(실체적인 상황과 법률관계를 포함)에 따라 중첩적으로 존재할 수 있는 다면적 권리로 이해하는 것이다. 이는 앞서 언급한 「저작권법」상 법리인 "권리의 다발(Bundle of Rights)"의 성격을 인정할 필요가 있다는 주장과 일맥상통한다.

이와 같은 점에서 오너십 쟁점이 「민법」상 소유권보다 오히려 저작인격권과 저작재산권으로 구성된 개별적인 지분권으로 이루어진 저작권

---

76 데이터 소유권의 이러한 개념적 특성 때문에 외래어 표기를 그대로 사용하는 것이 적절하다는 주장(최경진, 앞의 논문, 237-238쪽)과 데이터에 대한 배타적 지배권으로 보아야 한다는 견해(이상용, "데이터 거래의 법적 기초", 법조, 통권 제728호, 2018, 19쪽)도 있으며, 개인정보자기결정권, 점유권, 채권, 지식재산권, 접근권, 불법행위법으로 보호되는 재산적 이익 등이 혼용되어 있다는 의견(권영준, "데이터 귀속·보호·거래에 관한 법리 체계와 방향", 비교사법, 제28권 제1호, 2021, 14쪽)도 존재한다.

과 비슷하다는 주장[77]은 일견 타당하다고 생각된다. 이 밖에도 저작재산권의 경우 계약법적 논리가 우선 적용되고, 계약의 체결이 부재하는 경우 배타적 권리로서 주장이 가능하며, 인격권이 일신에 전속된다는 점에서 개인정보자기결정권이 보호하는 인격적 이익과 저작권은 매우 유사하다고 할 수 있다.

3. 환자의 자기결정권과 개인정보자기결정권

데이터 오너십에 관한 일반적 담론과 마찬가지로, 정보주체로서 환자의 권리관계가 어떻게 형성되어 있는지를 파악할 필요가 있다.

환자가 갖는 중요한 기본권 중 하나는 알 권리이다. 환자는 의료서비스를 제공받는 데 있어서, 자신의 정신과 신체에 관하여 현재 발생한 사실과 향후 발생할 사실에 대하여 알 권리를 가진다고 할 것이다.[78] 알 권리는 정보에의 충분한 접근을 보장하는 것을 핵심 내용으로 하고, 기본권으로서 자유권적 성질과 청구권적 성질을 모두 가진다.[79] 따라서 의료

---

77 권영준, 위의 논문, 15쪽.
78 문성제·이경환, "환자의 진료정보와 통제권에 관한 소고", 민사법학, 제29호, 2005, 373-374쪽.
79 우리 헌법에는 알 권리에 관한 명문의 규정이 없어 그 구체적 근거 규정이 무엇인지에 대하여는 견해가 나뉘나, 알 권리를 헌법상의 권리로 인정함에 있어서는 특별한 이견이 없다고 할 것이다. 헌법재판소 판례에 의하면, 「헌법」 제21조의 언론·출판의 자유는 사상 또는 의견을 자유롭게 표명하는 자유로운 의사의 형성을 전제로 하는데, 이는 정보에의 접근이 충분히 보장됨으로써 비로소 가능한 것이라고 보았다. 나아가 정보에의 접근·수집·처리의 자유로서 알 권리는 표현의 자유와 표리일체의 관계에 있으며 자유권적 성질과 청구권적 성질을 공유한다고 판시한 바 있다(헌법재판소 1991. 5. 13. 90헌마133).

종사자는 고지를 위한 시간적 여유가 없는 상황이 아니라면 치료행위에 나아가기에 앞서 환자의 신체나 정신적 상태에 관하여 충분한 정보를 알려야 한다. 이를 토대로 환자는 치료 여부나 구체적 치료 방식 등을 스스로 결정할 수 있는 자기결정권을 가진다고 할 것이다.

한편, 정보처리의 맥락에서 보면 자기결정권은 정보주체가 자신에 관한 정보의 공개와 이용에 관하여 스스로 결정하고 통제할 수 있는 적극적 성격의 개인정보자기결정권의 형태로 실현된다. 이는 비밀의 보장과 사생활의 자유를 내용으로 하는 미국에서 출발한 프라이버시권이 정보화 사회에 이르러 적극적인 통제권의 형태로 그 성격이 변모된 것이라는 이해가 일반적이다. 개인정보자기결정권은 현행 「개인정보보호법」에서 정보동의권, 열람권, 정정 및 삭제권 등의 권리를 부여함으로써 이미 규율되고 있다. 이러한 권리들은 침해가 현실화되었을 때 신속한 구제를 받기 위한 청구권적인 성격도 가지며, 다른 측면에서는 권한 없는 타인에 의한 침해가 발생하였는지를 파악하기 위한 자기정보접근권 측면의 성격도 가진다.[80]

상기의 알 권리와 개인정보자기결정권이 모두 '인격권적 보호'에 근간을 둔 개념이라면, 데이터를 둘러싼 '재산권'[81]과 관련하여 지배적 권리관

---

80 김영국, "개인의료정보와 빅데이터 활용의 법적 쟁점", 법제논단, 제691호, 2020, 69-70쪽.
81 이는 법경제학 영역에서 동일하게 소유권으로 해석되는 재산권(Property Right) 개념과는 구분이 필요하다. 법경제학에서 재산권은 인격권과 재산권을 별도로 구분하지 않고 양자를 포괄하는 경향을 보이고 있으며, 이러한 접근은 개인정보 규범상의 동의 법리에 근거하여 일정 부분 이미 실현되고 있는 것으로 볼 수 있다. 반면 이 글에서 논의하는 데이터 오너십(Data Ownership) 개념은 주로 데이터의 상품(Commodity)으로서 가치에 대하여 권리를 인정할 수 있을지가 주요 관심사가 된다.

계를 명확히 구분하고자 하는 시도가 오너십 쟁점이다.[82] 오너십 개념의 정립을 통해 얻을 수 있는 가장 큰 실익은 명확한 권리설정을 통해 정보주체의 의사결정을 중심으로 한 데이터 거래와 유통을 활성화할 수 있다는 점이다. 환자가 제공한 데이터에 대한 지배관계가 명확해지면, 행사할 수 있는 권한의 범주와 그에 대한 행사주체가 특정됨으로써 추가 창출을 위한 투자 인센티브를 제고할 수 있는 긍정적 효과가 있다. 뿐만 아니라, 명시적 법률관계 형성을 통해 의료데이터의 거래에 있어서 법률 리스크 해소와 법적 안정성을 도모함으로써, 데이터 이동성 확보를 전제로 하는 다양한 가치 창출이 가능해질 것이다.

4. 단일주체에 대한 독점적 권리 인정의 제한

국가들 대부분은 법률에서 환자의 의료기록을 의사와 병원이 소유하는 물리적 재산으로 취급하지만, 환자와 보험사가 기록에 접근할 수 있도록 허용한다.[83] 이에 대해 개인정보보호 법제는 대체로 병원과 보험사

---

82 설사 「저작권법」에서 논의되는 퍼블리시티권과 같이 인격권을 근간으로 재산적 보호 범위를 확대하는 법리를 동원해 데이터에 적용하더라도 인격주체와 재산적 이익이 귀속되는 주체는 달라질 수밖에 없다.
83 국내의 경우 법제처의 유권해석을 통해 「의료법」 제21조 제3항 제9호에는 진료기록의 열람에 대하여만 규정하고 있다. 이때, 사본 발급을 해당 규정의 사유에 적용하여 인정하는 것은 지나친 확대해석으로서 환자의 진료정보에 대한 침해 소지가 있다고 보았다. 따라서 자동차보험사 등의 진료기록 요구에 따라 열람을 허용하는 것은 가능하나, 사본 교부는 원칙적으로 금지된다고 해석된다. "자동차보험사, 환자 진료기록 '열람'만 가능", 의협신문, 2018. 12. 5.〈https://www.doctorsnews.co.kr/news/articleView.html?idxno=126708〉(최종 접속일: 2023. 2. 20.)

가 환자의 기밀을 공개하거나 다른 방식과 용도로 사용하는 것을 금지하지만, 그렇다고 의사나 병원에 환자데이터에 대한 독점권을 부여하고 있지는 않다. 법에서는 의사나 병원이 환자데이터를 적법하게 보관하고 관리해야 하는 의무를 부과하고, 이를 위반할 경우 위법행위에 대해 형사처벌 규정을 두고 있는 것이 일반적이다.[84]

그러나 정보주체인 환자가 유출된 데이터를 취득하거나 사용하는 자에게 직접적으로 무단 이용으로 인한 이득의 반환을 청구하거나, 무단 이용 금지 청구 또는 불법행위에 기인한 손해배상을 직접 청구할 수 있는 근거를 「의료법」 체계하에 두고 있지는 않다. 즉, 환자데이터의 재산권을 주장할 수 있는지와 이러한 주장이 가능한 법적 주체가 의료기기를 통해 정보 분석·가공서비스를 제공하는 서비스 제공자, 의료인 등 의료종사자, 객관적·주관적 증상 등 주된 정보를 제공한 환자 중 누구인지는 적어도 입법적으로는 불분명하다고 할 것이다. 이에 따라, 후술하여 각각의 쟁점을 법이론적 관점에서 살펴보도록 한다.

---

[84] 「의료법」은 2016년 법 개정을 통해 기존에 '비밀누설 금지'를 규정하고 있던 것에서 '정보누설 금지'로 변경하여 의료정보 및 진료정보 유출의 금지 대상을 확대하고 있다. 현행 「의료법」 제19조는 의료·조산 또는 간호업무나 제17조에 따른 진단서·검안서·증명서 작성·교부 업무, 제18조에 따른 처방전 작성·교부 업무, 제21조에 따른 진료기록 열람·사본 교부 업무, 제22조 제2항에 따른 진료기록부 등 보존 업무 및 제23조에 따른 전자의무기록 작성·보관·관리 업무를 하면서 알게 된 다른 사람의 정보를 누설 또는 발표하지 못하도록 규정한다.

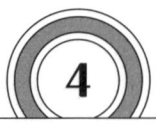

환자데이터는
사적 재산(Property)에 해당하는가?

그렇다면 환자데이터는 배타적 소유(Possession) 혹은 접근(Access)·통제(Control)의 권리 대상이 되는지와 사적 재산(Property)에 해당하는가를 살펴볼 필요가 있다.

1. 일반론

우선 정보 혹은 데이터가 재산에 해당하는지는 학계에서 논란이 많다. 필자의 견해에 대해 결론부터 말하면, 일정한 요건을 갖춘 경우 재산적 성격과 가치를 가진 보호대상에 속하는 데이터가 있겠으나, 이는 그 침해 이익과 금전적 손해에 대하여 재산권적 이익을 보호하는 것일 뿐, 데이터로 지칭되는 모든 무체물 성격의 자산이 곧바로 배타적 권리 혹은 접근·통제권의 대상으로서 사적 재산에 해당되는 것은 아니라 할 것이다. 즉, 데이터에 내재되어 있는 재산적 가치가 무엇인지 혹은 그것이 화체(化體)되어 있는 형식과 침해 양태 등에 따라 재화로서 각기 다른 법적 지위를 보장받게 되므로, 개별적·구체적 사안별로 검토가 필요하다.

예를 들어 데이터가 저장매체 등 유체물에 부착된 경우와 매체와 분리되어 개별적으로 사용이 가능한 형태의 경우를 구분하여 살펴볼 필요가 있다.

전자는 CD, USB, 물리적 서버 등의 저장매체에 데이터가 기입된 경우를 말하는데, 이때 데이터가 포함된 저장매체 자체는 유체동산으로 취급된다. 동산에 해당하는 저장매체를 사실상 지배하고 있는 자는 마케팅 등의 목적으로 데이터 거래를 내용으로 하는 매매계약을 체결할 수 있는데, 만약 매매 목적물로서 데이터의 내용과 품질에 흠이 있거나 저장매체의 물리적 훼손·결함 등의 하자가 발견된다면 하자담보책임(「민법」 제580조)과 채무불이행책임(「민법」 제39조)을 지울 수 있다. 또, 당사자 간 계약의 내용에 따라 데이터의 이용 목적을 제한하거나 이용 권한을 약정하는 것이 가능하다. 이처럼 계약책임에 따라 제3자 제공 및 복제 금지 등 접근 차단 및 통제 권한을 가질 수는 있으나, 그렇다고 별도의 약정 없이 특정인의 사실상 배타적 지배력을 위협하거나 평온을 깨트리는 자에게 직접적으로 물권적인 권리를 청구할 수 있는 것은 아니라 할 것이다.

반면, 후자는 물리적 매체로부터 분리될 수 있는 데이터의 특성상 그 자체로서 배타성이 없기 때문에 매매계약의 대상이 되기에도 개념적 경계의 모호성으로 인하여 한계가 발생한다. 이에 따라 통상의 데이터를 현금, 물건, 부동산 등 기존의 재화처럼 신뢰할 수 있는 재산으로 간주하기는 어렵다고 보인다. 예를 들어, 이사회를 통해 얻은 회사에 대한 귀중한 정보를 개인 자격으로 주식을 매입할 때 활용하였다면, 이는 수익적 행위에 '지식(Knowledge)'을 사용한 것이 된다. 구매 수요가 있는 당사자가 있다면 이러한 정보를 사적 계약 원칙에 따라 금전적 대가를 받고 데이터의 형태로 거래할 수는 있다. 하지만, 정보 유용자의 법적 지위에 따른 현행법 위반 여부는 별론으로, 전통적 법원칙상 해당 정보에 대하여 물권적 권리를 행사하는 것은 불가하기 때문이다.

결국 데이터에 대한 권리는 대부분의 경우 접근·통제 권한의 형태로 행사될 것으로 보이며, 극히 예외적인 경우로서 데이터의 비배제성, 비경합성이 드러나지 않는 제한적 상황에 놓인 때에 한하여 배타적인 권리의 대상이 되는 사적 재산으로 인정할 수 있을 것으로 사료된다.

2. 현행법의 태도

우리 법 역시 위와 같은 맥락에서 최근 입법을 통해 데이터를 침해할 시, 물권적 청구가 아닌 손해배상 청구를 통해 민사적 구제가 가능한 규정을 신설하여 주목된다. 「민법」상 손해배상에 관한 특칙으로서 「데이터 산업진흥 및 이용촉진에 관한 기본법(약칭: 데이터산업법)」 제12조에서, "데이터생산자가 인적 또는 물적으로 상당한 투자와 노력으로 생성한 경제적 가치를 가지는 데이터(이하 '데이터 자산'이라 한다)는 보호되어야 한다."고 규정한 것이다. 또 같은 법 제42조 제1항에서는 손해배상 청구 시 입증 책임을 가해자에게 전환하는 근거를 마련하여 권리자의 입증 책임을 완화하였다. 다만 동 규정은 데이터 자산이라는 법적으로 모호한 개념을 차용하고 있어서, 데이터에 대한 권한 강화와 그로부터 얻는 효율성 개선의 효과 또한 제한적이다.

3. 보건의료 영역에의 적용 및 해석

다음으로 보건의료데이터의 경우를 검토해보자. 미국의 경우 보건의료데이터의 재산적 성격과 관련하여 적극적인 입법을 시도하고 있다. 일부 주(州)에서는 의료제공자 또는 정보주체인 개인에게 의료기록 또는 건강정보에 대한 특별한 소유권을 부여하는 법률이 있다. '재산(Property)'이라는 용어를 사용하는 경우도 있고, '소유(Own)' 또는 '소유자(Owner)'라는 용어를 사용하는 입법례도 다수이다.

예컨대, 와이오밍주는 "환자의 정보가 유지되는 종이, 마이크로필름 또는 데이터 저장 장치"에 대한 소유권을 부여하는 물리적 증서를 의료제공자에게 부여하며, "환자는 영구적인 정보 접근권을 가지고 있으나, 정보가 저장된 물리적 수단에 대하여는 소유할 권리가 없다."고 명시한다.[85]

유사한 견지에서 플로리다 주법의 경우에도 신체 또는 정신 검사를 하거나, 치료를 시행하거나, 범례 약물을 투여한 후 의료기록을 생성한 의료종사자를 "진료기록에 대한 소유자(Records Owner)"로 간주한다.[86] 따라

---

85 024-052 WYO. CODE R. §003.
86 Section 456.057(1), Fla. Stat.
물론 고용주와 의료종사자 간의 고용계약을 통해 고용주를 기록 소유자로 지정하는 경우도 있으며, 이러한 계약이 없는 경우 법률에 따라 고용된 의사가 기록 소유자로 간주된다.

서 고용된 의사가 본인이 소속된 병의원을 떠날 때 환자의 진료기록 사본에 접근할 수 있고, 의료종사자의 요청이 있는 경우 고용주는 해당 직원이 실제로 생성한 메모, 관리 계획, 처방 명령 등의 기록에 한하여 공개할 의무가 부여된다.[87,88]

한편 뉴햄프셔주의 「환자 권리장전법(Patients' Bill of Rights law)」에서는 "본 장에 따라 허가된 모든 시설의 의료기록에 포함된 의료정보는 환자의 재산으로 간주된다."고 규정하고 있다. 다만, 이러한 입법에도 불구하고 분쟁 발생 시 환자와 의료기관 간에 상충되는 재산권이 결국 어떻게 해결될 수 있을지는 여전히 명확하지 않다.

생각건대, 의료데이터의 공유를 통한 의학의 발전을 염두에 둔다면 환자데이터를 재산으로 보는 것이 유리하다. 환자데이터를 재산으로 보게 되면 소유권 내지 오너십의 부여를 통해, 데이터의 거래를 확립하는 논거로 작용하기 때문이다. 따라서 앞서 검토한 바와 같이 데이터를 배타적 권리의 대상으로 보거나 모든 데이터를 재산권의 대상으로 인정하는 것은 여러 한계가 있을지라도, 타인의 침해로부터의 보호 측면을 생각했을 때 재산적 이익과 결부되어 있거나 결부될 가능성이 있는 환자데이터의 경우에는 이를 재산으로 보는 것이 바람직하다고 할 것이다.

그러나 환자데이터를 오로지 환자의 것으로 인정할지의 문제는 또 다르다. 일반적인 상황에서 의료정보와 진료정보가 생성될 때, 정보주체인 환자가 직접 정보를 생성하거나 의미 있는 데이터로 가공하기 위해 거의

---

87 Section 456.057(19), Fla. Stat.
88 의료서비스제공자가 의무기록을 보유한다는 규정을 둔 주가 21개나 되고, 뉴햄프셔주의 경우 환자가 소유한다고 규정한다고 한다(김영국, 앞의 논문, 72쪽).

또는 전혀 노력을 기울이고 있지 않기 때문이다. 즉, 이러한 정보는 기술적인 정보에 해당하는 것이지, 개인이 개발을 위해 시간과 노력 또는 금전을 소비하여 생성한 정보가 아니다. 또, 대부분의 경우 이러한 정보는 숙련된 전문가(의사, 병리학자, 의학검사자)에 의해 발견되고 기록되며 개인의 물질적인 도움 없이 분석된다.[89] 이에 대한 권리 귀속 문제는 후술하여 상세히 검토하도록 한다.

---

89 Jorge L. Contreras, The False Promise of Health Data Ownership, 94 N.Y.U. L. Rev. 624 (2019), p.641.

환자데이터는
누가 소유하는가?[87]

여기에서는 환자데이터에 소유권을 인정하는 것이 타당한지를 우선 검토한다. 이어서 환자데이터의 권리 귀속 문제는 진료기록이 어느 주체에 귀속되는가에 대한 쟁점과, 그 안에 포함된 진료정보가 자기결정권의 대상으로 포섭될 수 있는가에 대한 쟁점으로 나누어 살펴볼 필요가 있다.

1. 환자데이터의 (불완전)소유권 인정 가능성 검토

환자데이터에 대한 소유권 인정이 실질적으로 통제권을 확대하는 데

---

90 여기에서는 귀속의 문제를 개념적으로 논의하기 위해 '소유권'이라는 표현을 빌려 쓴다. 이는 앞서도 밝힌 것처럼, 완전한 의미의 소유권을 가리키는 것은 아니다.

기여하는지에 대해서는 개념적·실용적 관점과 회의적 시각[91]에서 신중한 검토가 필요하다. 환자데이터를 환자에게 전적으로 귀속시킨다고 해도 결국 국가는 급여 청구 및 의료 연구 등 공익적 목적을 위하여 정보주체의 동의 없이 열람 혹은 제공이 가능하도록 제도를 설계할 수밖에 없다. 설사 이론적으로 이러한 방향의 타당성을 증명해내더라도, 데이터의 자원에 대한 독점력을 온전히 부여하거나 그러한 권리행사를 통해 의료데이터를 상품화하는 방법도 현실적으로 실현하기 어려운 부분이 있다. 또, 이미 환자-관리자 간의 데이터 이용계약(Data Use Agreement: DUA)의 체결이나 개인정보 법제에서 정보주체에게 부여하는 동의라는 강력한 법적 장치와 같이 환자를 중심으로 한 데이터 활용을 위한 실제적 모형이 존재한다는 점도 소유권 인정에 불리한 부분이다.

그럼에도 불구하고, 불완전 의미의 소유권으로서 접근과 통제권을 환자에게 부여할 필요가 있을 것이다. 이러한 결론을 지지하기 위해서는 의사와 환자가 진료·치료·수술 등의 의료행위를 제공받는 관계를 계약법상 어떠한 성질로 볼 것인지가 중요하다.

먼저 준위임계약으로 본다면 위임자에 해당하는 환자의 데이터는 환수가 가능해진다. 위임계약은 수임인에 대하여 사무의 처리를 위탁하고 상대방이 이를 승낙함으로써 성립하는 계약이므로(「민법」 제680조) 노무(의료행위)를 목적으로 하기 때문이다. 이때 환자가 제공한 정보는 동의

---

91 Barbara J. Evans, Much Ado About Data Ownership, Harvard Journal of Law and Technology, Vol. 25, 2011;
Pearce H. Personality, property and other provocations: Exploring the conceptual muddle of data protection rights under EU law. Eur Data Prot Law Rev 2018.

의 법리에 따라 해석된다. 이에 의하면 의료인은 동의받은 대상과 활용 범주 내에서만 환자의 정보를 처리할 수 있다. 이로 인해 환자는 의료기록상에 의사가 직접 작성하여 소견을 밝힌 부분을 제외하고는 환자의 통제권이 확보된다.

다음으로 의료서비스를 이용하기 위한 당사자 쌍방 간의 서비스 제공계약(용역)으로 본다면, 계약의 이행을 위한 반대급부로서 데이터를 제공한 것으로 볼 수도 있어 환자의 통제권이 협소해질 가능성이 있다.

나아가 의사에 대한 고용계약으로 볼 경우에는 당사자 일방이 노무를 제공하고 상대방이 보수의 지급을 약정함으로써 성립되는 계약이 된다. 이때, 정보의 처리와 교환이 묵시적인 약관 혹은 약정에 의한 것으로 볼여지가 있다. 따라서 의사가 묵시적으로 승낙받은 범주 내에서만 환자의 데이터를 활용할 수 있다고 해석된다.

다만 개인적인 의견으로는 의사와 환자 간의 계약은 환자가 의료인으로부터 진단·치료·수술 등의 의료서비스를 제공받기 위함이며, 그 구체적인 업무에 대하여 의료기관과의 위임계약을 통해 의료인에게 위임한 것으로 봄이 타당하다고 본다. 따라서, 위임인과 수임인 사이에 사무 처리를 목적으로 하는 위임계약에 해당한다고 할 것이다. 그럼에도 불구하고 여전히 법적 불명확성으로 인해 환자와 의료인의 계약을 서비스 제공계약으로 보는 경우와 같이, 적법한 권한 행사가 불가해지는 경우가 있을 수 있다. 이러한 점을 방지하기 위해서는 오너십 문제로서 접근·통제에 대한 권한을 환자에게 인정해주는 것이 바람직하다.

2. 진료기록의 (불완전)소유권 귀속 문제

일반적으로 진료기록의 소유권에 대하여는 의료기관 내지 의료서비스 제공자가 가지는 것으로 인정하는 것이 통설적 견해이다. 그 이유는 진료기록이 환자의 건강상태, 과거 병력 및 가족력, 현재 나타나는 증상 등 환자의 정보를 토대로 작성된 자료이기는 하지만, 거의 전적으로 의사가 본인의 전문적 지식과 의학적 판단 등에 기초하여 작성하는 것이고, 해당 의사가 소속된 의료기관은 이를 의무기록 혹은 전자의무기록의 형태로 보관하여야 하기 때문이다. 또, 진료기록은 보험사에 진료비나 급여를 청구하는 등 의료행위 외적으로 사용되거나 공중보건 및 보건의료 정책의 효율적 집행을 위한 자료로 사용되기도 하는 등 공공재로서의 역할도 한다. 아울러 분쟁의 과정에서 진료기록은 의료행위가 종료된 이후 치료 당시의 진단이 합리적으로 이루어졌는지에 대한 입증 자료로서 의료소송에 있어서 중요한 증거자료가 되기도 한다.

국내 판례도 진료기록의 소유권에 대해 직접적으로 언급하고 있는 것은 아니나, 의료인을 의무기록의 작성권자로서 인정한다.[92] 또한 「의료법」 제21조 제1항에서 의료인, 의료기관의 장 및 의료종사자에게 의료기록에 대한 열람 또는 사본 발급에 대한 의무를 부과하고 있고, 동 법 제22조에서는 전자의무기록에 대한 보존의무를 부과하고 있는 바, 간접적으로나마 진료기록의 소유권이 의료기관에 있다는 주장을 뒷받침하는

---

92   대법원 2013. 12. 12. 선고 2011도9538.

근거로 볼 수 있다.[93]

현행 「의료법」이 앞서 언급한 미국의 와이오밍 주법이나 플로리다 주법처럼 진료기록의 소유권자(Owner)가 의료인 등 의료종사자라고 명시하고 있는 것은 아니지만, 그 실질에 있어서는 우리 법이 다른 결론으로 이끌고 있지는 않는다고 보인다. 따라서 추후 입법적 보완을 통해 진료기록의 소유권자로서 의료종사자가 갖는 권리와 의무에 대해 구체적으로 명시하는 문제는 보다 신중한 검토를 거칠 필요가 있다.

3. 진료정보의 자기결정권 포함 여부의 검토

위에서 살펴본 진료기록은 소유권이 의료인 또는 의료기관에 있기 때문에 환자가 진료기록의 내용을 직접 변경하거나 그 수정에 대하여 요청할 수 없다. 그러나 환자는 본인이 제공한 개인정보에 대하여는 자기결정권의 일환으로서 그 공개와 이용에 대하여 결정할 권리를 가진다. 따라서 의료제공자의 사무실이나 병원에서 환자를 위해 생성한 의료기록을 환자가 소유하지 않더라도, 「헌법」상 기본권[94]에 의거하여 개인정보에 해당하는 자신의 데이터를 접근·통제할 수 있어야 한다.

---

93 배현아, "전자화된 개인건강기록(Personal Health Record)의 법적 문제", IT와 法연구, 제13집, 2016, 230쪽.
94 헌법재판소는 개인정보자기결정권에 대하여 자신에 관한 정보에 대하여 정보주체가 개인정보의 공개와 이용에 관하여 스스로 결정할 수 있는 권리로 보고 있다. 헌재 2005. 5. 26. 99헌마513, 2004헌마190(병합).

여기에서 대상이 되는 정보에는 환자의 주민등록번호, 성명, 주소 등과 같은 신상정보로서 '개인식별정보'나, 진료 과정에서 제공한 증상이나, 건강상태 등의 진료정보(나아가 개인정보에 속하는 의료정보), 그리고 대중에 알려질 경우 개인의 내밀한 사항이 노출되어 사생활의 자유와 사회적 신뢰를 훼손시킬 수 있는 민감정보 등이 포함된다. 즉,「의료법」제23조에서 탐지 혹은 누출·변조 또는 훼손을 금지하는 전자의무기록에 저장된 개인정보에는 의료 내용에 관한 전반적인 정보를 포괄한다고 할 것이다. 따라서 이러한 개인정보에 속하는 정보에 대하여는 협의의 자기결정권으로서 정보동의권, 열람·정정 청구권, 삭제권 등의 대상이 되며, 나아가 적극적 자기결정권의 성격을 가진 개인정보전송요구권의 대상이 될 수 있다.

다만 전적으로 의사의 전문적 지식과 경험에 의존하여, 주관적으로 작성한 소견과 임상적 판단에 의거하여 기술한 내용까지도 자기결정권의 대상에 포함되는지는 논란의 소지가 있다. 의사가 직접 작성한 처방 및 진단 내역 등은 환자가 의사와의 의료서비스 계약을 통해 제공받은 의료행위(진단·치료·수술·처방 등)의 일환으로 생성된 것이기에 개인과 관련된 정보로서 개인정보에 해당한다고 판단된다. 그러나 의료행위 과정에서 현행법상 진료기록 작성 의무의 범주를 벗어나 기록한 내용이 있다거나, 연구 목적으로 사용하기 위하여 비식별 처리하여 가공한 정보 등이 개인을 식별할 수 없는 형태로 처리된 정보라면 개인정보자기결정권을 행사할 수 있는 대상에서 제외함이 당연하다고 할 것이다.

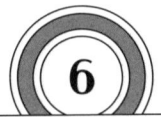

향후의 논의 방향

 이 글에서는 보건의료 영역에서 제기되는 데이터 오너십 문제에 대하여 기존의 일반론적 논의를 검토하고, 그 바탕 위에 연구 질문에 대한 해결책을 모색하였다. 그러나 새롭게 부상하는 재산권의 대상으로서 데이터에 대한 오너십 논의가 갖는 개념적·시기적 한계도 있어, 의료데이터의 오너십 문제에 대하여 명확하게 해석하고, 완전한 법이론적 논거를 규명하기는 쉽지 않다. 더군다나 보건의데이터를 둘러싼 권리관계를 명확하게 정리하는 일은 데이터의 특수성과 다양한 주체가 데이터 생성에 관여하게 되는 의료 영역의 특성상 쉽지 않다.
 이러한 논쟁은 기본적으로 데이터 오너십에 대한 고민이 데이터의 명확하고 확고한 권리설정을 통해 데이터를 마음껏 거래·유통할 수 있도록 하는 실익을 갖는다는 데에서 출발할 필요가 있다. 데이터 오너십 문제의 해결은 진료정보와 의료정보의 활용성을 높이는 데 크게 기여할 수 있다. 가령 각 의료기관에 분산되어 있는 진료정보를 환자를 중심으로 통합하여 전자처방전에 관한 전산망을 구축한다면, 과거 복약했던 처방약과 다른 과(科)에서 처방된 내역을 확인하여 중복 투약이나 과다 투약을 미연에 방지할 수 있다. 또, 의심이 가는 질환에 대한 검진에 있어서도 다른 의료기관에서 촬영한 의료영상정보를 정보통신망으로 쉽게 전달받고 확인할 수 있는 통합 전송 체계가 구축된다면, 의료비용을 경감시키고 환자가 한 번이라도 더 방사선에 노출되는 것을 막을 수 있다.

따라서 이 글에서 주지한 바와 같이, 환자를 중심으로 접근·통제권을 확보할 수 있도록 제도를 설계해 나가되, 의사와 환자의 데이터 권한이 중첩적으로 존재할 수 있다는 점은 반드시 인정되어야 한다. 이를 전제로 한 권리의 다발을 형성함으로써 각 주체에게 데이터 활용의 인센티브를 제공할 수 있다. 이러한 중첩적 권리관계를 인정함으로써 얻을 수 있는 실효적인 장점은 환자데이터의 활용은 환자가 전적으로 보유한다고 해서 관철시키기 어렵고, 데이터의 거래와 유통을 추진하는 중개자가 필요하다는 정책적 시사점과 관련된다.

또, 환자의 데이터 소유자가 누구인지를 결정하는 것 역시 권한의 범주, 권리의 주체, 권리의 귀속 여부 등 여러 가지 복잡한 요소에 대한 고려가 필요하다. 앞서 본 미국의 입법례(의료기관이 진료기록의 'Owner'라는 규정 등)와 같이 의료 영역에서의 권리관계에 대하여 보다 명확한 개념 정립을 통해, 의료데이터의 활용을 제고시킬 수 있는 입법적 토대를 마련함이 적절한 방향으로 생각된다. 단, 이러한 입법이 갖는 구체적인 실익과 실제적인 효용에 대하여 신중한 검토를 전제로 두고 논의해 나가야 할 것이다.

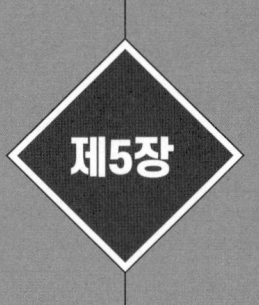

제5장

의료데이터 정보주체의 법적 권리

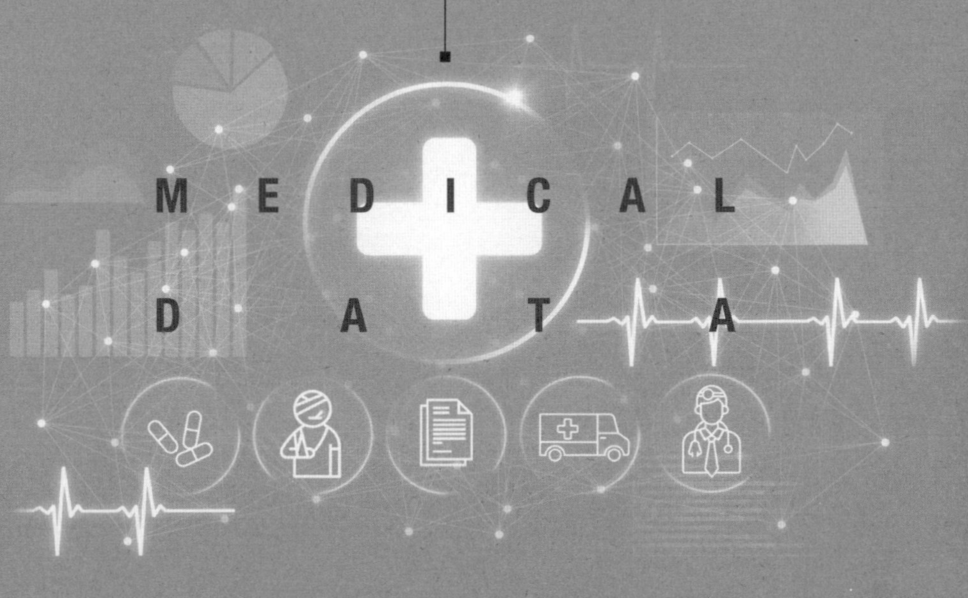

백 수 진

국가생명윤리정책원 생명윤리센터장

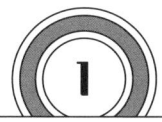

의료정보의 디지털 전환에 따른 현실

 의료기관에서 환자에 관한 의무기록 등이 작성되거나 생성 또는 보관되는 방식이 빠르게 전산화되면서, 과거 서면으로 작성된 의무기록이 디지털화되고 있다. 이는 의료기관에 생성·보관된 환자들의 다양한 건강 및 의료에 관한 데이터가 표준화되고 기술적으로 호환 가능할 경우, 효율적으로 처리될 수 있다는 것을 의미한다. 때문에 아직은 해결해야 할 과제가 많지만, 의료데이터의 효율적 활용에 대한 관심이 매우 높고, 다양한 상황에서 다양한 방식으로 활용하려는 요구가 꾸준히 증가하고 있다. 특히, 개인정보 활용 촉진을 위하여 추진된 소위 '데이터 3법'의 개정과 시행에 따라, 가명 처리에 의한 가명정보 사용 및 특례에 대한 법률적 근거가 마련되면서 그 관심은 더욱 커지고 있다.
 개인정보의 활용은 결국 분산되어 있는 데이터들의 연계가 핵심이며, 대부분 건강 또는 의료 관련 데이터와의 연계를 희망한다. 이에 데이터 3법의 개정이 일부 데이터의 연결을 가능하게 해주면서 개인정보의 활용 및 연계에 대한 활성화의 촉매가 되고 있지만, 아직 보건의료데이터 활용까지 확장되기에는 문제가 많다. 「개인정보보호법」은 가명 처리와 그 처리를 통해 생성된 가명정보에 대한 확인 및 관리의 책임을 개인정보처리자에게 두었다.

그런데 아직 의료데이터는 활용 가능성에 대한 기대보다는 민감정보에 대한 처리 및 관리의 책임에 대한 부담이 현실적인 문제다. 즉, 가명처리 및 가명정보에 대한 특례 제도 도입으로 개인정보의 데이터로서의 활용에 대한 법적 안전성을 확보할 수 있는 환경이 조성되었지만, 법적·윤리적인 부담에도 불구하고 가명 처리 환경을 조성하고 운영하기 위해 필요한 인력이나 예산 등을 투입하기로 결정하는 것은 결코 쉬운 일이 아니다. 게다가 정보의 권력화에 대한 견제 필요성이나, 정보화 사회에서 강조되는 정보주체의 프라이버시 보호 및 자기결정권 등 시민의 권리에 대한 인식 등도 고려되어야 한다. 이를 막연한 우려로 소홀하게 취급하거나, 충분한 숙고를 통해서 공감하고 민감하게 대처하지 못한다면 활용이 활성화되기도 전에 오히려 불신만 갖게 할 우려도 있다.

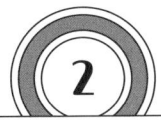

정보주체의 권리보호가
의료데이터 활용에서 어려운 이유

현재, 개인정보 활용에 대한 법적·윤리적 원칙은 '정보주체의 권리를 침해하지 않는 범위 내에서'라고 받아들여지고 있다. 하지만, 여기서 정보주체의 권리에 대한 해석이나, 그 침해 범위 등에 대해서도 다양한 의견이 존재하기 때문에 간단하지만은 않다. 일반적으로 정보주체의 권리를 보호하는 방법으로 '동의(同意)'가 인정되며, 윤리적으로 자율성 확보를 위한 '충분한 정보에 의한 동의(Informed Consent)'가 강조되지만, 충분한 정보에 대한 범위, 내용, 제공 방식 등에서는 이견이 많다. 심지어 경우에 따라서는 설명문 및 동의서의 남발로 인해서 동의권자에게 피로감이나 거부감을 불러일으키는 등 동의를 형식적으로 변질시킨다는 비판을 받기도 한다.

게다가 의료 관련 데이터의 경우 해당 정보가 정보주체인 개인에게는 상당히 민감할 수 있는데, 그 해석은 의료 전문가에 의존할 수밖에 없기 때문에 실제로 정보주체가 자신의 정보에 대한 직접적이고 자율적인 처분권을 행사하기는 어렵다. 또한, 의료데이터를 정의하고 그 범위를 설정할 때, 의료기관에서 의료인에 의해 진료 과정 중 생성되는 의무기록에 한정할 것인지, 건강검진에 대한 정보를 포함할 것인지, 그 기준을 급여 또는 비급여로 할 것인지 등에 따라 '의료데이터'의 범위와 성격은 매우 달라질 수 있다. 하지만 대개는 정보주체가 직접 자신을 위한 의료적 소비활동의 일환으로 비용을 지불하고 서비스를 이용하면서 생성되는 민감한 개인정보라는 점이, 의료데이터의 활용에서 정보주체의 권리에 대한 보호의 범위를 설정하는 것이 쉽지 않은 이유이다.

일반적인 개인정보 활용의 경우, 개인정보의 가명 처리를 하면 정보주체의 권리를 침해하지 않으며 공익을 추구할 수 있다는 주장이 가능할 수 있다. 하지만 의료데이터 활용의 경우에는 가명 처리가 정보주체의 권리를 침해하지 않는다고 확신하기 어려울 수 있다. 실제로, 의료데이터의 활용에서 공익성이 강조되고는 있지만, 활용을 통한 이익의 주체는 정보주체 또는 정보주체가 속한 사회에 환원되기보다는 제3자의 이익으로 추구되는 경우도 많고, 정보주체의 권리보호와 공익 등을 위해 감수할 수 있는 위험 사이에서 균형을 잡기 어렵다.

따라서 의료데이터의 활용을 위해서는 먼저, 해당 데이터의 정보주체인 누군가가 사적으로 이용한 의료 또는 건강 관련 서비스 과정에서 생성된 개인정보라는 점을 명확하게 인지하고, 해당 정보주체의 권리와 그 보호 범위, 필요성 및 방법 등을 검토하며, 정보주체의 권리를 침해하지 않는 방향으로 활용방안을 모색하는 것이 중요하다.

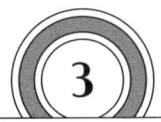

법적으로 보장되는 정보주체의
권리의 성격과 유형

개인정보에 대한 정보주체의 권리는 자율성에 근거하지만, 그 법적 해석은 다양하다. 특히, 자율성의 행사 범위와 방식에 대한 해석이 명확하지 않다. 일반적으로 자율성을 「헌법」 제10조의 인간의 존엄과 가치에 근거한다고 보는 견해가 있지만, 「헌법」상 명시된 기본권은 아니기 때문에 그 해석이 다양해지는 것이다. 그럼에도 불구하고, 우리나라에서 정보주체의 권리가 기본권에 가깝게 인정하게 된 '헌재 2005.05.26. 99헌마513 판결문'[95]에서 헌재는 "자신에 관한 정보가 언제 누구에게 어느 범위까지 알려지고 또 이용되도록 할 것인지를 그 정보주체가 스스로 결정할 수 있는 권리", 즉 정보주체에게 자신의 개인정보에 대한 공개 및 이용에 관해 스스로 결정할 권리가 있다고 보았다. 이에 '개인정보자기결정권'에 대한 개념이 「헌법」상의 독자적 기본권으로 인정될 필요성이 있다고 보

---

95 헌재 2005. 5. 26. 99헌마513 등, 판례집 17-1, 668

았다.

'헌재 99헌마513 판결문'의 일부

개인정보자기결정권의 보호대상이 되는 개인정보는 개인의 신체, 신념, 사회적 지위, 신분 등과 같이 개인의 인격주체성을 특징짓는 사항으로서 그 개인의 동일성을 식별할 수 있게 하는 일체의 정보라고 할 수 있으며, 반드시 개인의 내밀한 영역이나 사사(私事)의 영역에 속하는 정보에 국한되지 않고 공적 생활에서 형성되었거나 이미 공개된 개인정보까지도 포함한다고 보았다.

(중간 생략)

개인정보자기결정권이 새로운 독자적 기본권으로서 헌법적으로 승인될 필요성이 대두되는 사회적 상황과 배경을 설명하였다. 재판부는 개인정보자기결정권의 헌법상 근거로 헌법 제17조의 사생활의 비밀과 자유, 헌법 제10조 제1문의 인간의 존엄과 가치 및 행복추구권에 근거를 둔 일반적 인격권 또는 위 조문들과 동시에 우리 헌법의 자유민주적 기본질서 규정 또는 국민주권원리와 민주주의원리 등을 고려할 수 있으나, 개인정보자기결정권으로 보호하려는 내용을 위 각 기본권들 및 헌법원리들 중 일부에 완전히 포섭시키는 것은 불가능하다고 할 것이므로, 그 헌법적 근거를 굳이 어느 한 두개에 국한시키는 것은 바람직하지 않은 것으로 보이고, 오히려 개인정보자기결정권은 이들을 이념적 기초로 하는 독자적 기본권으로서 헌법에 명시되지 아니한 기본권이라고 보아야 할 것이다.

여기서 말하는 정보주체의 개인정보자기결정권은 개인정보의 소유권 또는 관리에 대한 포괄적 권리보다는, 그 처분에 대한 권리라고 볼 수 있다. 즉, 법적으로 개인정보의 주체에게 해당 개인정보의 처분에 대한 권리가 있다는 것이다.

개인정보에 대한 정보주체의 처분 권리를 규정하고 있는 「개인정보보호법」[96]은 당초 "개인정보의 수집·유출·오용·남용으로부터 사생활의 비밀 등을 보호함으로써 국민의 권리와 이익을 증진하고, 나아가 개인의 존엄과 가치를 구현하기 위하여 개인정보 처리에 관한 사항을 규정함을 목적"으로 2011년 3월 제정되어 같은 해 9월 시행되었다. 그러나 「개인정보보호법」 시행 후에도 카드사 등에 의해 대규모 개인정보유출 사고 등이 빈번하게 발생하는 등 사회문제가 되고, 유출 후 무분별한 상업적 활용이나 범죄 악용 등의 2차적인 피해가 발생하여 피해의 최소화를 위한 대책 마련의 필요성과 실질적인 보호를 위한 방안 마련이 필요해졌다. 이에, 2014년 "개인정보의 처리 및 보호에 관한 사항을 정함으로써 개인의 자유와 권리를 보호하고, 나아가 개인의 존엄과 가치를 구현함을 목적"으로 법의 일부가 개정되어 현재까지 이른다.

「개인정보보호법」은 "업무를 목적으로 개인정보파일을 운용하기 위하여 스스로 또는 다른 사람을 통하여 개인정보를 처리하는 공공기관, 법인, 단체 및 개인 등"을 '개인정보처리자'로 정의(「개인정보보호법」 제2조 제5호)하고, "처리되는 정보에 의하여 알아볼 수 있는 사람으로서 그 정보의 주체가 되는 사람"을 '정보주체'라고 정의(「개인정보보호법」 제2

---

96 「개인정보보호법」, [시행 2011. 9. 30.] [법률 제10465호, 2011. 3. 29., 제정]

조 제3호)함으로써, 개인정보의 처리 및 보호에 관하여 정보주체의 권리와 개인정보처리자의 의무에 관한 사항을 규정한다.

또, 「개인정보보호법」 제4조에서는 정보주체의 권리를 규정하면서 정보주체의 권리를 법적으로 명시한 법률로서 의의를 가진다. 이에 따르면, 정보주체는 자신의 개인정보 처리와 관련하여 개인정보의 처리에 관한 정보를 제공받을 권리, 개인정보의 처리에 관한 동의 여부, 동의 범위 등을 선택하고 결정할 권리, 개인정보의 처리 여부를 확인하고 개인정보에 대하여 사본 발급 또는 열람을 요구할 권리, 개인정보의 처리 정지, 정정·삭제 및 파기를 요구할 권리 및 개인정보의 처리로 인하여 발생한 피해를 신속하고 공정한 절차에 따라 구제받을 권리를 가진다.

「개인정보보호법」

제4조(정보주체의 권리) 정보주체는 자신의 개인정보 처리와 관련하여 다음 각 호의 권리를 가진다.

1. 개인정보의 처리에 관한 정보를 제공받을 권리
2. 개인정보의 처리에 관한 동의 여부, 동의 범위 등을 선택하고 결정할 권리
3. 개인정보의 처리 여부를 확인하고 개인정보에 대하여 열람(사본의 발급을 포함한다. 이하 같다)을 요구할 권리
4. 개인정보의 처리 정지, 정정·삭제 및 파기를 요구할 권리
5. 개인정보의 처리로 인하여 발생한 피해를 신속하고 공정한 절차에 따라 구제받을 권리

「개인정보보호법」[97]에 따른 정보주체의 권리를 하나씩 살펴보자.

첫째, 개인정보 처리에 관한 정보를 제공받을 권리는 동의권의 적법한 행사를 위한 조건으로 충분한 정보가 주어질 권리, 즉 설명을 요구할 권리가 있음을 뜻한다. '동의'란 사전적으로 '어떤 의사 또는 의견에 같이 함' 또는 '누군가의 행위를 승인하거나 시인하는 것'이므로, 정보주체가 동의를 하려면 먼저, 정보주체가 뜻을 같이할 어떤 의사 또는 의견이나 행위 등에 해당하는 그 '무엇', 즉 동의 대상이 존재해야 한다. 즉, 정보주체의 첫 번째 권리는 정보주체의 동의를 필요로 하는 동의 대상에 대한 정보를 제공받을 권리가 있다는 것을 의미한다. 또, 이는 동의를 구해야 하는 구득의무가 있는 자에게는 자연스럽게 동의를 위한 정보를 제공해야 할 의무가 있다는 것이다.

둘째, 개인정보의 처리에 관한 동의 여부는 물론, 동의의 범위 등을 선택하고 결정할 권리가 있다. 이는 동의권자의 동의권 행사가 동의를 구하기 위해 필요한 정보가 일방적일 수 없고 동의권을 행사하는 정보주체에게 동의 내용과 범위를 구체적으로 선택하여 결정할 권리, 즉 선택의 자율성을 보장할 필요가 있다는 것이다.

셋째, 개인정보 처리 여부를 확인하고 개인정보에 대하여 사본 발급 또는 열람을 요구할 권리, 즉 정보열람청구권이 있다. 이는 개인정보의 처리에 관해 이미 동의를 한 후에라도 해당 개인정보의 처분에 대한 정보주체의 권리가 소멸되는 것은 아니라는 것을 의미한다. 따라서 개인정보 처

---

97 「개인정보보호법」[시행 2020. 8. 5.] [법률 제16930호, 2020. 2. 4., 일부개정] 및 시행령, 시행규칙

분에 대해 동의 후에도 그 처리가 동의한 범주 내에 있는지 확인을 요구할 수 있다. 물론, 사전에 설명 및 동의를 받는다면, 일부 제한될 수는 있겠으나, 동의권이 일방적 또는 일시적 권리로 행사되는 것은 아니라는 점은 분명하다. 따라서 동의를 받는 사람에게는 동의받은 범위 내에서 정보를 처리하고 관리할 의무가 생긴다.

넷째, 개인정보의 처리 정지, 정정·삭제 및 파기를 요구할 권리가 있다. 이 또한 같은 맥락에서 정보주체의 권리가 지속성을 보여주는 권리이므로, 개인정보에 대한 정정 또는 삭제 요구권으로 행사될 수 있음을 뜻한다.

마지막으로 개인정보 처리로 인해 발생한 피해를 신속하고 공정한 절차에 따라 구제받을 권리이다. 즉, 자율성에 의한 정보주체의 권리로 행사되었다고 하더라도 그 권리의 행사로 인해 예상하지 못했던 정보주체의 다른 권리침해가 발생했다면, 구제를 받을 권리가 있다는 뜻이다. 따라서, 정보처리자는 정보주체의 권리보호를 위한 책임과 피해 발생 시 구제할 의무가 생긴다.

또, 「개인정보보호법」은 정보주체에게 자신의 개인정보에 대한 열람권, 정정권, 삭제권, 처리정지권 및 손해배상 청구권과 이를 보호하기 위한 다양한 처리자의 의무를 규정한다. 「신용정보의 이용 및 보호에 관한 법률(약칭: 신용정보법)」[98] 제39조의3에서는 신용정보주체의 권리행사 방법을 규정하면서, 행사 가능한 권리로 전송, 고지 및 설명 요구에 대한 권리와 동의 철회 및 연락 중지 청구, 열람 및 정정청구, 통지 요청, 무료 열람

---

98 「신용정보의 이용 및 보호에 관한 법률」 [시행 2021. 8. 4.] [법률 제16957호, 2020. 2. 4., 일부개정]

및 교부 또는 열람 등 행사될 수 있는 권리를 구체적으로 열거하고 있다. 이는 「개인정보보호법」 제4조에 따른 정보주체의 권리 범주에서 해석 가능한 권리로 볼 수 있다. 따라서 의료데이터의 활용에 있어서도 특별한 예외에 관한 법적 또는 합리적 근거가 없는 한, 마찬가지로 위에서 열거된 권리가 해당 데이터의 주체에게 보호되어야 한다고 해석할 수 있다.

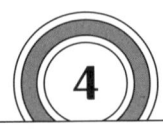

정보주체로부터 받아야 하는 적법한 동의란 무엇일까?

동의는 동의를 구하는 사람과 동의를 하는 사람 간에 합의해야 하는 사항, 즉 동의 대상(내용)이 반드시 있다. 법률에서는 동의 대상에 따라 필요한 동의요건을 제시한다. 따라서 동의를 요구하는 상황과 맥락, 동의가 필요한 이유 등에 따라 각기 다른 적용을 받는다. 다만, 동의는 동의를 구하는 사람과 동의를 하는 사람 간에 성립하는 일종의 계약이므로, 목적에 따라 법률에서 요구하는 양자 간에 이해 및 합의할 사항을 충분히 설명하고 자율적 결정을 보장하는 것이 중요하다. 동의 대상과 동의 목적에 따라, 동의권자의 권리보호를 위해 필요한 동의 시점과 적절한 동의를 위해 사전에 제공되어야 할 사항 등 동의 요건과 절차 등을 규정한다. 따라서 의료데이터 활용을 위해서도 목적과 대상에 대한 충분한 설명 및 정보제공에 의한 자율적 동의가 필요하다.

일반적으로 의료 현장은 「의료법」 등의 적용을 받지만 「의료법」에서는 의료행위에 관한 의료인의 설명의 의무와 그 기록으로서 의무기록에 대한 기밀유지 등 관리의 책임 등을 규정하고 있어 정보주체의 권리는 프라이버시 보호 및 열람권 중심의 처분권이 인정된다. 따라서 의료기관의 업무, 즉 의료서비스 제공과 관련한 개인정보의 처리에 관하여는 「개인정보보호법」을 따른다. 다만, 의료데이터의 특성과 범위 등을 고려하여 개인정보와 민감정보에 대한 구분된 동의가 필요하며, 해당 데이터의 당초 수집 목적 외, 즉 2차적 활용과 관련한 연구 목적의 동의에 대해서는 정보주체의 권리를 침해하지 않으며 공익적 활용에 대한 검토가 필요하다. 또한, 일상적인 진료의 범위를 벗어난 연구나 정보주체의 개인정보의 수집 및 연구를 위해선 「생명윤리 및 안전에 관한 법률(약칭: 생명윤리법)」에 따른 동의를 받아야 한다.

「개인정보보호법」에 따른
동의 시 고려할 사항

　「개인정보보호법」은 개인정보의 처리에 관한 처리자의 의무와 정보주체에 권리를 위한 기준과 절차 등을 규정한다. 이에 따라, 동의 대상과 목적, 목적 외 사용 및 제3자 제공을 구분하여 각각 동의를 받아야 한다. 법에 따른 동의 의무는 업무를 목적으로 개인정보를 처리해야 하는 개인정보처리자에게 있으므로, 처리자는 동의권자, 즉 정보주체의 권리를 보호해야 한다. 제3조에 따라 개인정보처리자는 개인정보의 처리 목적을 명확히 하고 그 목적에 필요한 범위에서 최소한의 개인정보만을 적법하고 정당하게 수집해야 하며, 개인정보의 처리 목적에 필요한 범위에서 적합하게 개인정보를 처리하되 그 목적 외 용도로 활용해서는 안 된다.
　또, 처리 목적에 필요한 범위에서 개인정보의 정확성, 완전성 및 최신성이 보장되도록 하고, 처리 방법 및 종류 등에 따라 정보주체의 권리가 침해받을 가능성과 그 위험 정도를 고려하여 개인정보를 안전하게 관리해야 한다. 처리방침 등 개인정보의 처리에 관한 사항을 공개하고, 열람

청구권 등 정보주체의 권리를 보장해야 하며, 정보주체의 사생활 침해를 최소화하는 방법으로 처리해야 한다. 개인정보를 익명 또는 가명으로 처리하여도 개인정보 수집목적을 달성할 수 있는 경우, 익명 처리가 가능하면 익명으로, 익명 처리로 목적을 달성할 수 없으면 가명으로 처리해야 한다.

「개인정보보호법」에 따라 개인정보처리자는 업무에 따른 개인정보 수집 및 이용은 정보주체의 동의를 받아야 하지만, 다음과 같은 경우에는 예외가 가능하다. 법에 특별한 규정이 있거나 법령상 의무를 준수하기 위하여 불가피한 경우, 공공기관에서 법령 등에서 정하는 소관 업무 수행을 위해 불가피한 경우, 정보주체와의 계약 체결 및 이행을 위해 불가피한 경우, 정보주체 또는 그 법정대리인이 의사표시를 할 수 없는 상태에 있거나 주소불명 등으로 사전동의를 받을 수 없어서 명백히 정보주체 또는 제3자의 급박한 생명, 신체, 재산의 이익을 위하여 필요하다고 인정되는 경우, 개인정보처리자의 정당한 이익 달성을 위하여 필요한 경우로서 명백하게 정보주체의 권리보다 우선하는 경우에 예외가 가능하다.

개인정보처리자의 정당한 이익과 상당한 관련이 있고 합리적인 범위를 초과하지 않아야 하며 목적 외의 이용을 금하므로, 원칙적으로 특별한 법적 근거나 그에 준하는 합당한 이유가 없다면 정보주체의 동의를 받아야만 한다. 이때 동의는 동의 대상 및 목적에 따라 필요한데, 개인정보처리자는 먼저 정보주체에게 개인정보의 수집·이용 목적, 수집하려는 개인정보의 항목, 개인정보의 보유 및 이용 기간과 동의를 거부할 권리가 있다는 사실 및 동의 거부에 따른 불이익이 있는 경우에는 그 불이익의 내용을 알려야 한다. 이에 따라 정보주체의 자율성을 보장하고 동의를 받아야 하며, 동의 후에 동의 시 제공된 내용이 변경되면 다시 알려야 한다. 즉, 원칙상 동의를 받기 위해서 제공된 설명의 범위 내에서만 개인정보를 이용할 수 있다는 것을 의미한다.

현실적으로 당초 동의를 받은 범위를 모두 예측하여 설명하는 것이 얼마나 구체적으로 설명해야 하는지 등은 논란이 될 수 있지만, 합리적으로 이해할 수 있는 수준이 중요하다. 동의는 충분한 정보의 제공에 따른 자발적 동의가 원칙이지만, 충분한 정보에 대한 이해가 다르기 때문에 논란이 될 수 있다. 「개인정보보호법」은 2020년 2월 개정을 통해 개인정보처리자가 당초 동의를 받은 수집 및 이용의 목적과 합리적으로 관련된 범위 내에서 정보주체에게 불이익이 발생하는지 여부, 암호화 등 안전성 확보에 필요한 조치를 하였는지 여부 등을 고려하여 정보주체의 동의 없이 개인정보를 이용할 수 있는 기준을 신설하였다. 이에 따르면, 불이익 발생 여부 및 안전성 확보가 전제될 경우, 당초 수집 목적과의 합리적 관련성이 있는 범주 내에서 설명이나 정보제공의 차이는 인정될 수 있다고 해석할 수 있다.

이에 따라 대통령령에서는 당초 수집 목적과 관련성이 있는지 여부, 개인정보를 수집한 정황 또는 처리 관행에 비추어볼 때 개인정보의 추가적인 이용 또는 제공에 대한 예측 가능성이 있는지 여부, 정보주체의 이익을 부당하게 침해하는지 여부, 가명 처리 또는 암호화 등 안전성 확보에 필요한 조치를 하였는지 여부 등을 검토하도록 요구한다(「개인정보보호법」 시행령 제14조의2). 즉, 이미 동의받을 때 설명한 목적 범위 내에서 합리적인 관련성을 예측할 수 있고, 정보주체의 동의를 면제해도 부당하지 않아야 하며, 안전성을 확보할 수 있는 경우에는 기존에 받은 동의의 범주 내에서 인정될 수 있다는 것을 의미한다. 하지만, 동 법 제16조 제1항에서 개인정보를 수집 및 이용하더라도 그 목적에 필요한 최소한의 개인정보를 수집하여야 하며, 이 경우 최소한의 개인정보 수집이라는 입증책임은 그 처리자에게 있기에 관리가 중요하다.

> 「개인정보보호법」
>
> 제15조(개인정보의 수집·이용) ① 개인정보처리자는 다음 각 호의 어느 하나에 해당하는 경우에는 개인정보를 수집할 수 있으며 그 수집 목적의 범위에서 이용할 수 있다.
> 1. 정보주체의 동의를 받은 경우
> 2. 법률에 특별한 규정이 있거나 법령상 의무를 준수하기 위하여 불가피한 경우
> 3. 공공기관이 법령 등에서 정하는 소관 업무의 수행을 위하여 불가피한 경우
> 4. 정보주체와의 계약의 체결 및 이행을 위하여 불가피하게 필요한 경우
> 5. 정보주체 또는 그 법정대리인이 의사표시를 할 수 없는 상태에 있거나 주소불명 등으로 사전 동의를 받을 수 없는 경우로서 명백히 정보주체 또는 제3자의 급박한 생명, 신체, 재산의 이익을 위하여 필요하다고 인정되는 경우
> 6. 개인정보처리자의 정당한 이익을 달성하기 위하여 필요한 경우로서 명백하게 정보주체의 권리보다 우선하는 경우. 이 경우 개인정보처리자의 정당한 이익과 상당한 관련이 있고 합리적인 범위를 초과하지 아니하는 경우에 한한다.

② 개인정보처리자는 제1항제1호에 따른 동의를 받을 때에는 다음 각 호의 사항을 정보주체에게 알려야 한다. 다음 각 호의 어느 하나의 사항을 변경하는 경우에도 이를 알리고 동의를 받아야 한다.

  1. 개인정보의 수집·이용 목적

  2. 수집하려는 개인정보의 항목

  3. 개인정보의 보유 및 이용 기간

  4. 동의를 거부할 권리가 있다는 사실 및 동의 거부에 따른 불이익이 있는 경우에는 그 불이익의 내용

③ 개인정보처리자는 당초 수집 목적과 합리적으로 관련된 범위에서 정보주체에게 불이익이 발생하는지 여부, 암호화 등 안전성 확보에 필요한 조치를 하였는지 여부 등을 고려하여 대통령령으로 정하는 바에 따라 정보주체의 동의 없이 개인정보를 이용할 수 있다.

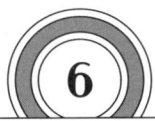

별도의 동의가 필요한 경우: 동의 범위를 초과한 이용 및 제공

「개인정보보호법」에 따른 업무용 개인정보 처리도 수집 및 이용에 대한 동의를 받아야 하며 동의받은 범위 내에서 처리되어야 한다. 법에 따라 처리자는 동의를 위해 먼저 동의를 받아야 하는 내용을 설명할 뿐 아니라 동의해야 하는 내용을 구분해 명확하게 인지할 수 있도록 알릴 의무가 있기 때문에, 정보주체의 동의를 받은 범위 내에서만 이용해야 할 책임이 있다. 또, 정보주체의 동의 없이 개인정보를 처리한 경우, 처리자는 해당 정보가 동의 없이 처리할 수 있는 개인정보라는 것을 입증할 책임을 가진다. 이와 같이 개인정보는 동의받은 범위 내에서 처리할 것을 강조한다. 따라서 이미 받은 동의의 범위를 벗어난 사용, 즉 목적 외 사용이나 사용의 주체가 달라지는 제3자 제공은 별도의 동의를 요구한다. 이에 동의 범위를 벗어나 이용하려는 목적이나, 이를 제공받아 활용하려는 자에 관한 정보와 제공되는 개인정보의 항목, 보유 기간 및 이용 기간 등을 알리고 동의를 별도로 받아야 한다.

「개인정보보호법」

제18조(개인정보의 목적 외 이용·제공 제한)

① 개인정보처리자는 개인정보를 제15조제1항 및 제39조의3제1항 및 제2항에 따른 범위를 초과하여 이용하거나 제17조제1항 및 제3항에 따른 범위를 초과하여 제3자에게 제공하여서는 아니 된다.

② 제1항에도 불구하고 개인정보처리자는 다음 각 호의 어느 하나에 해당하는 경우에는 정보주체 또는 제3자의 이익을 부당하게 침해할 우려가 있을 때를 제외하고는 개인정보를 목적 외의 용도로 이용하거나 이를 제3자에게 제공할 수 있다. 다만, 이용자(「정보통신망 이용촉진 및 정보보호 등에 관한 법률」 제2조제1항제4호에 해당하는 자를 말한다. 이하 같다)의 개인정보를 처리하는 정보통신서비스 제공자(「정보통신망 이용촉진 및 정보보호 등에 관한 법률」 제2조제1항제3호에 해당하는 자를 말한다. 이하 같다)의 경우 제1호·제2호의 경우로 한정하고, 제5호부터 제9호까지의 경우는 공공기관의 경우로 한정한다.

1. 정보주체로부터 별도의 동의를 받은 경우
2. 다른 법률에 특별한 규정이 있는 경우
3. 정보주체 또는 그 법정대리인이 의사표시를 할 수 없는 상태에 있거나 주소불명 등으로 사전 동의를 받을 수 없는 경우로서 명백히 정보주체 또는 제3자의 급박한 생명, 신체, 재산의 이익을 위하여 필요하다고 인정되는 경우
4. 삭제
5. 개인정보를 목적 외의 용도로 이용하거나 이를 제3자에게 제공하지 아니하면 다른 법률에서 정하는 소관 업무를 수행할 수 없는 경우로

서 보호위원회의 심의·의결을 거친 경우
　6. 조약, 그 밖의 국제협정의 이행을 위하여 외국정부 또는 국제기구에 제공하기 위하여 필요한 경우
　7. 범죄의 수사와 공소의 제기 및 유지를 위하여 필요한 경우
　8. 법원의 재판업무 수행을 위하여 필요한 경우
　9. 형(刑) 및 감호, 보호처분의 집행을 위하여 필요한 경우
③ 개인정보처리자는 제2항제1호에 따른 동의를 받을 때에는 다음 각 호의 사항을 정보주체에게 알려야 한다. 다음 각 호의 어느 하나의 사항을 변경하는 경우에도 이를 알리고 동의를 받아야 한다.
　1. 개인정보를 제공받는 자
　2. 개인정보의 이용 목적(제공 시에는 제공받는 자의 이용 목적을 말한다)
　3. 이용 또는 제공하는 개인정보의 항목
　4. 개인정보의 보유 및 이용 기간(제공 시에는 제공받는 자의 보유 및 이용 기간을 말한다)
　5. 동의를 거부할 권리가 있다는 사실 및 동의 거부에 따른 불이익이 있는 경우에는 그 불이익의 내용

민감정보에 대한 고려사항

「개인정보보호법」에 따라 민감정보는 일반적인 개인정보와 구분하여 처리해야 한다. 법에 따른 민감정보는 사상·신념, 노동조합·정당의 가입·탈퇴, 정치적 견해, 건강, 성생활 등에 관한 정보나 그 밖에 정보주체의 사생활을 현저히 침해할 우려가 있는 개인정보를 말한다. 그런데 실제 어떤 정보가 정보주체의 사생활을 현저하게 침해하는지에 대한 해석은 다양할 수 있다. 실제 의료서비스에서 환자의 프라이버시는 매우 중요하게 보호되어야 할 권리로 이해되므로, 일반적으로 의무기록은 민감정보로 분류된다. 그러나 의료데이터는 그 개념이나 정의는 물론, 그 범위 등이 명확하지 않다. 또한, 실제 같은 의무기록이라고 해도 민감성을 갖는 정보는 상황과 맥락에 따라 다르게 볼 수 있어서, 동의나 활용에 대한 원칙을 정하는 것이 쉽지 않다. 하지만, 최초 수집 및 이용을 위한 동의를 받은 사람에게 2차적 활용이나 제공에 대한 관리의 책임이 있다는 것은 분명하다.

또, 개인식별정보 그 자체가 아니라 개인식별의 가능성을 가진 상태에서 처리되는 정보 외의 개인에 관한 정보가 민감한 정보이기 때문에 「개인정보보호법」에 따른 일반적 개인정보에 대한 동의와는 구분되는 별도의 동의가 필요하며, 특히 당초 수집 및 이용 목적, 즉 업무의 이용에 부당한 취급을 받지 않는 자율성의 확보가 중요하다. 즉, 민감정도에 대한 적법한 동의를 위해서는 당초 수집 및 이용하려는 목적의 개인정보에 대한 동의와 구분되어 불이익이 없는 민감정보의 활용에 대하여 그 항목, 보유 및 이용 기간, 동의를 거부할 권리 등을 설명하고 동의를 받는 것이 중요하다.

또, 의료데이터는 당초에 이용하려는 서비스에 필요한 최소한의 개인정보가 아니라, 실제 정보주체의 의료적 소비활동을 통해서 비용을 직·간접적으로 지불하고 생성된 민감할 수 있는 개인정보라는 점이 중요하다. 그리고 그 과정에서 대부분 의료데이터가 정보주체의 요청이라기보다는 의료인에 의한 주문(Order)에 의해 생성되고, 생성된 데이터도 환자 자신이 스스로 해당 정보를 충분히 이해하고 활용할 수 없어 통제력을 가지고 있다고 보기 어렵다는 점도 특징이다. 따라서 해당 정보가 수집 및 이용되는 형태나 정보의 해석 등을 선택할 수도 없고, 대부분 전문가에 의해 생성되며, 정보주체에게는 그 의미 또는 함의에 대한 해석이나 설명이 제공되는 것이 현실이다. 따라서 해당 정보 그 자체가 어느 정도의 민감성을 갖는지조차도 정보주체가 판단하기 어렵다.

물론, 정보주체의 선호가 중요하지만, 실질적으로 민감정보에 대한 프라이버시 침해 가능성을 정보주체가 판단하긴 쉽지 않다. 게다가 모든 의료데이터가 민감한 것은 아니겠으나 해당 정보를 이용하려는 사람이 누구이며, 어떤 목적으로 사용하려는지 등을 검토하는 것이 중요하며, 정보 그 자체보다 오히려 상황에 따라 정보주체의 사생활을 현저하게 침해할 수 있는지가 달라질 수 있기 때문에 일반적인 기준이나 원칙을 정하기 어렵다는 점이 한계로 작용한다. 따라서 의료데이터의 활용에서 정보주체의 보호를 위해서는, 해당 정보를 수집 및 이용 등 처리하는 처리자의 보호를 위한 노력과 합리적 기준 및 절차의 준수, 투명한 운영 등이 더 강조될 수밖에 없다.

가명 처리에 대한 특례 제도와 한계

2020년 개정된 「개인정보보호법」은 개인정보에 대한 가명 처리 규정 및 그로 인해 생성된 가명정보에 대한 특례 규정을 마련하여 적법한 개인정보의 활용 가능성을 높였다. 이에 따라 개인정보처리자가 수집 및 이용하고 있는 개인정보를 적법하게 가명 처리한다면, 정보주체의 동의 없이 통계작성, 과학적 연구, 공익적 기록보존 등을 위해 이용할 수 있다. 물론, 「개인정보보호법」 제15조에 따른 수집 및 이용에 대한 동의를 받아 보관하고 있는 개인정보에 대한 활용이지만, 목적 외 활용 및 제3자 제공에 대한 별도의 동의를 요구하던 기존 법률에 비해 정보를 활용하려는 사람에게는 매우 파격적인 법률이다.

물론, 정보주체에게 가명 처리 후 활용 가능성에 대한 동의나 거부권을 인정하고 있지 않아 비판받고 있지만, 정보주체의 권리가 침해 없거나 최소화할 수 있으면서 동시에 공익적인 목적의 활용이 가능하다는 점에서 법률로 규정한 것이라고 그 타당성을 설명할 수는 있다. 그리고 이는 「개인정보호법」 제15조 제3항에서 제시하는 당초 수집 목적과 합리적으로 관련된 범위를 확인할 수는 없지만, 공익성을 가지며 함께 명시된 정보주체에게 불이익이 발생하지 않도록 안전성을 확보할 수 있는 조치에 해당하다고 주장할 수 있다.

반면, 「개인정보보호법」 제28조의4에서 가명정보의 처리 시 처리자에게는 안전조치에 대한 의무(제1항)와 처리에 대한 기록 작성의 의무(제2항)를 강조한다. 또, 가명 처리 후 정보주체의 재식별을 위한 행위 금지(동 법 제28조의5 제1항)하고, 식별정보 생성 시 처리 중지 및 파기의 의무(동 법 제28조의5 제2항)가 있으며, 가명정보에 대한 특례 규정을 적용할 수 없는 예외 규정으로 정보주체의 열람권, 정정권, 삭제권, 처리정치권과 동의철회권(동 법 제35조~제37조 및 제39조의7)을 명시함으로써, 정보주체의 권리를 인정한다. 즉, 가명 처리가 이 법률에서 명시한 정보주체의 권리행사에서 예외가 될 수는 없다.

하지만, 의료데이터는 그 특성상 가명 처리를 통한 익명성의 확보가 쉽지 않다. 따라서 정보 그 자체보다도 누가, 어떤 환경에서 어떤 정보를 이용하는지에 따른 판단이 더 중요하다. 예컨대, 특정 유전질환에 대한 진단 정보 또는 희귀질환 등에 대한 환자 정보는 데이터가 갖는 명확성이 매우 제한적인 정보주체에게 특정 환경 또는 이용자에 의해서 식별 또는 재식별될 수 있다.

또, 이러한 정보가 보험사 등에 활용될 경우, 정보주체의 권리를 침해할 가능성을 간과할 수 없다. 게다가 유전질환까지는 아닌 유전적 소인 등에 관한 정보라도, 그 유전정보 자체는 전문가에게는 불확실하여 단순한 참고자료 정도의 의미 또는 불필요한 정보라고 이해될 수 있지만, 누가 어떤 정보를 주는지에 따라 정보주체에게는 거부할 수 없어 오해를 불러일으키거나 오도하게 할 수도 있으며, 이와 같은 정보들이 모여 어떤 특정 집단으로의 특성을 강조하게 될 경우는 차별 또는 낙인 등의 문제를 야기할 수도 있기 때문이다.

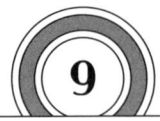

「생명윤리법」에 따른 활용

「생명윤리법」[99]은 인간과 인체유래물 등을 연구하거나 배아나 유전자 등을 취급할 때 인간의 존엄과 가치를 침해하거나 인체에 위해를 끼치는 것을 방지함으로써, 생명윤리 및 안전을 확보하고 국민의 건강과 삶의 질 향상에 이바지함을 목적으로 한다. 의료데이터가 수집되는 환경이 실제 「생명윤리법」에서 의도한 적용 범위는 아니지만, 많은 인간 대상 연구 또는 인체유래물 연구가 수행되는 환경이므로 「생명윤리법」에 따른 기관위원회의 심의를 통한 활용이 유용하게 이용되어왔다.

특히, 기존에 보존 중이던 의무기록에 대한 후향적 연구에 대한 동의 면제 등이나 의료 현장에서 업무를 목적으로 필요한 최소한의 개인정보를 벗어나는 정도의 정보가 수집되는 경우, 연구 목적 및 수행 방법의 윤

---

[99] 「생명윤리 및 안전에 관한 법률」 [시행 2021. 12. 30.] [법률 제17783호, 2020. 12. 29., 일부개정] 및 시행령, 시행규칙

리적 타당성 등의 검토는 정보주체의 권리보호를 위해 유용했다. 즉, 「생명윤리법」은 의료데이터에 포함될 수 있는 다양한 개인정보 및 인체유래물 등이 적법하게 수집 및 보관, 활용될 수 있는 법에 따른 동의 기준을 검토함으로써, 결국 의료데이터의 수집 주체와 범위, 그리고 2차적 활용을 위한 적절한 동의 기준과 절차 등을 마련해주었다. 예외는 있지만, 「생명윤리법」에 따른 의료데이터 활용에서 동의의 대상은 인간 또는 인체유래물이고 동의 목적은 실체 참여하는 연구마다 다르지만, 포괄적으로 연구 목적 활용이다. 이때, 그 목적이 연구라는 것은 「개인정보보호법」에 따른 업무와 비교할 때, 업무가 이용자인 정보주체의 필요에 따른 선택 또는 동의라는 점과 달리, 연구대상자의 필요가 아닌 연구자의 필요에 따라 선정 및 제외 기준, 방법 등의 설정이 된다는 점이다. 연구자와 연구대상자 간의 관계에 따른 이러한 이유로, 기관생명윤리위원회가 중간에서 연구대상자의 입장에서 자율성 및 안전, 사생활 보호 등을 위한 심의를 진행한다.

「생명윤리법」에 따라 인간 대상 연구를 수행하는 자는 연구대상자로부터 연구를 하기 전에 동의를 받아야 하며, 인체유래물 연구를 수행하려는 자도 해당 연구에 사용될 인체유래물 등의 기증자로부터 연구를 하기 전에 동의를 받아야 한다. 이때, 이런 연구 목적에 대한 동의는 매우 구체적이고 충분한 정보에 근거한 동의를 원칙으로 한다.

반면, 보건복지부 장관의 허가를 받은 인체유래물 은행은 구체적 연구 단위의 동의가 아닌 포괄적 연구 목적의 수집 및 이용, 제공에 대한 동의를 인체유래물을 채취하기 전에 설명하고 받을 수 있도록 인정하며, 이를 통해 영구 보존하며 이용할 수 있다. 또, 이와 같이 「생명윤리법」에 따른 연구 목적의 동의는 사실상 옵트인(Opt-in) 방식의 동의를 원칙으로 하지만, 2019년 4월 개정으로 의료기관에서 치료 및 진단을 목적으로 사용하고 남은 인체유래물(이하 '잔여검체')에 대해서는 그 효율적 활용을 위하여 제한적인 옵트아웃(Opt-out) 동의를 인정한다. 하지만, 이를 위해 해당 의료기관에서는 먼저 그 의료기관에서 치료 및 진단을 목적으로 사용하고 남은 잔여검체에 대하여 제공목적과 대상 익명화 방법 등에 대하여 미리 기관위원회 승인을 받고 연구 목적에 한정하여 법에서 정한 방법 및 절차, 즉 채취 전 피채취자에게 구두로 설명하고, 고지를 받은 피채취자가 거부하려는 경우 그 의사를 존중할 수 있도록 하는 절차와 잔여검체 익명화 절차 등을 통해 인체유래물 은행으로 제공하는 경우에만 이용할 수 있다.

또, 이 경우 의료기관은 잔여검체를 제공할 목적으로 치료 및 진단에 필요한 정도를 초과하는 인체유래물을 채취하지는 못하도록 규정하고 있어 무분별한 활용을 제한한다. 또, 연구 목적은 아니지만 인체유래물이 채취되고 민감한 유전정보 등이 생성되는 유전자 검사를 수행하기 전에도 유전자 검사를 위한 동의나, 임신 목적으로 배아를 생성하는 경우 지정된 배아생성 의료기관에서 채취된 생식세포와 생성된 배아에 대한 처리에 관한 동의 등에서도 충분한 설명을 강조한다. 특히, 인간 대상 연구에 대한 동의는 연구자에게 해당 연구를 하기 전에 연구대상자로부터 인간 대상 연구의 목적, 연구대상자의 참여 기간, 절차 및 방법, 연구대상자에게 예상되는 위험 및 이득, 개인정보보호에 관한 사항, 연구 참여에 따른 손실에 대한 보상, 개인정보 제공에 관한 사항, 동의의 철회에 관한 사항 및 그 밖에 기관위원회가 필요하다고 인정하는 사항을 설명하고 동의를 받아야 한다. 즉, 연구 목적으로 수집해도 동의받은 해당 연구에만 사용할 것을 원칙으로 한다.

인체유래물 연구도 유사하지만, 법정 서식으로 마련된 동의서에 따른다. 즉, 인체유래물 이용목적에 따라 이용되는 인체유래물의 종류와 양, 2차적 사용 여부와 목적, 보존기간 등을 동의권자가 직접 정하므로, 연구자는 동의권자가 정한 보존기간 내 동의한 목적 범위 내에서만 활용이 가능하며, 제공할 때도 동의 여부를 미리 동의받는다.

「생명윤리법」에 따른 동의 면제 기준 및 절차

「생명윤리법」에 따른 동의 면제는 크게 연구와 검사 2가지로 구분된다. 먼저 연구에서는 연구대상자 등의 동의 면제는 「생명윤리법」 제16조 및 제37조에 따라 인간 대상 및 인체유래물 연구에서 연구대상자 등의 동의를 면제할 수 있는 기준과 절차를 제시한다. 그 기준은, 연구대상자 등의 동의를 받는 것이 연구 진행 과정에서 현실적으로 불가능하거나, 연구의 타당성에 심각한 영향을 미친다고 판단되는 경우, 연구대상자 등의 동의 거부를 추정할 만한 사유가 없고 동의를 면제하여도 연구대상자 등에게 미치는 위험이 극히 낮은 경우를 모두 만족하는 경우로서, 기관생명윤리위원회에서 이를 승인하면 동의를 면제할 수 있다. 하지만, 중요한 것은 특정 연구에서 제한적으로 동의 면제를 승인하는 것이므로, 습득된 개인정보 또는 인체유래물 활용에 대한 동의 면제가 아니라는 점이다.

반면, 유전자 검사에 대한 동의 면제가 있는데, 「생명윤리법」에 따른 유전자 검사는 검사대상자에게 검사 결과가 일종의 서비스로 제공된다.

따라서 검사대상자 또는 유전정보의 주체에게는 민감할 수 있는 유전정보를 획득하는 것이지만, 검사대상자 본인의 필요에 따라 동의에 근거해 시행되는 것이 원칙이다. 다만, 유전자 검사가 필요하나 그 필요를 검사대상자 본인이 동의로 표현할 수 없는 경우에 동의 면제를 고려할 수 있다. 즉, 시체 또는 의식불명인 사람이 누구인지 식별하여야 할 긴급한 필요가 있거나, 특별한 사유가 있는 경우, 다른 법률에 규정이 있는 경우에는 검사대상자의 동의 없이도 유전자 검사가 가능하다. 현재 다른 법률에서 유전자 검사가 동의 없이 가능하다고 규정하는 법률은 없으므로, 사실상 시체 또는 의식불명인 사람이 누구인지 식별하여야 할 긴급한 필요가 있을 때만 유전자 검사가 가능하다.

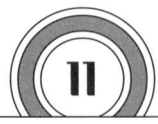

의료데이터 활용에서 정보주체의 권리보호 방안

1. 동의에 근거한 관리 책임의 중요성

의료데이터를 효율적으로 활용하면서 동시에 정보주체의 권리를 보호하려면, 먼저 의료데이터에 대한 명확한 정의와 그에 따른 관리의 책임을 분명하게 하는 것이 중요하다. 특히, 법적으로 정보주체의 권리보호는 그 처리자 또는 이용자의 의무에서 기반한다. 따라서, 정보주체의 권리보호를 위해 보편적으로 받아들여지고 있는 동의는 동의를 받는 자, 즉 관리주체와 정보주체 간 동의를 위한 명확한 주체가 성립되어야만 보호를 위한 해당 관리자의 적법한 근거 및 책임을 전제할 수 있다. 그러나 현실적으로 의료데이터는 그 개념 및 정의가 부재하고 다양한 해석이 가능하며, 수집 주체 및 목적에 따라 작성 내용과 방법 등이 매우 다양하다. 해당 데이터가 수집된 환경마다 차이는 있겠으나, 정보주체가 직접 제공하는 개인정보가 아니라, 정보주체가 이용하는 현장에서 수집주체가 생성 및 관리하는 체계에 따른 작성 및 관리가 되고 있다.

이에 데이터의 표준화와 같은 기술적 문제는 물론, 해당 데이터의 활용을 위한 법적 근거와 관리의 책임 주체, 활용의 합리성 및 윤리적 타당성 등을 검토하기가 쉽지 않다. 그럼에도 불구하고 의료데이터의 활용으로 기대할 수 있는 유익이나 공적 가치를 부인할 수는 없다. 따라서 의료데이터를 효율적으로 활용하기 위해서는 적어도 그 활용의 목적과 관리의 주체를 명확하게 하고, 정보주체 등을 비롯해 사회가 합의할 수 있는 합리적인 근거와 기준 및 절차 등을 마련하여 투명하게 공개하는 것이 중요할 것이다. 특히, 정보의 활용을 동의 제도에 기반한다고 볼 때, 정보주체의 동의를 위한 설명 및 정보 요청의 권리를 누구에게 요청하도록 할 것인지, 누구에게 제공의 의무를 부여할 것인지는 매우 중요하다.

2. 명확한 정보와 충분한 설명이 필요한 이유

정보주체의 권리를 인정하고 보호하려면, 해당 데이터의 활용을 위해 동의를 구할 때 관리자가 동의권자의 자율성을 어떻게 해석하여 어디까지 존중할 수 있는지 명확히 해야 한다. 특히, 의료데이터가 민감한 정보이긴 하지만, 대부분은 데이터 그 자체로 항상 직접적이고 민감한 프라이버시 침해의 가능성을 가지고 있는 것은 아니다. 또, 대부분 해당 데이터의 내용과 활용 형태, 활용의 주체와 환경 등에 따라 영향을 받으므로, 활용하려는 데이터의 식별 가능성과 민감성 여부, 이용 목적과 이용자의 특성 및 환경 등에 따른 주의가 더욱 중요하다.

법에 다른 정보주체의 권리보호를 위해서는 동의받기 전 충분한 설명이 필요하므로, 이를 위해 동의가 요구되는 내용과 목적, 이용하려는 정보에 대한 구체성 또는 포괄성 여부와 그 사유, 정보를 이용하려는 궁극적 목적 등이 사전에 구체적이지는 않더라도 명확한 방향성을 갖는 것이 중요하다. 이를 위해 활용 또는 수집을 원하는 데이터가 무엇이며, 어디까지인지, 구체화 가능한지, 그렇지 않다면 그 사유가 무엇인지, 해당 데이터의 수집 경로와 기간, 방법, 데이터의 활용 목적과 환경 등 예측 가능한 정보를 성의껏 제공할 필요가 있다. 이 과정 또는 결과를 통해, 정보주체는 자신이 어디까지 어떻게 보호 또는 존중될 수 있는지, 혹 보호받지 못하거나 존중받지 못한다면 그 사유와 대책 등을 이해할 수 있어야 한다.

이런 맥락에서 법적으로 동의는 행사되는 시점이 있지만, 동의 시점에 행사된 자신의 의사보다 실제 동의한 내용의 행사, 즉 실현 또는 완료되기 전까지는 동의권자의 의사가 존중되어야 하는 것도 매우 중요하다. 의료데이터의 활용에 대한 동의는 사실상 대부분 미래의 활용에 대한 동의이므로, 동의 행위 후에 변화의 여지가 많을 수 있다. 따라서 정보주체는 보호될 수 있는 권리의 범위와 방식, 그렇지 못한 이유와 대책 등을 충분히 이해시켜, 동의권 행사 이후 보장받을 수 있는 권리의 범위를 예측할 수 있는 것도 중요하다. 최근에는 상업적 연구 및 기타 활용을 포괄하는지 여부 및 그때 동의의 조건 등에 대한 논란이 있지만, 분명한 것은 정보주체가 선택할 수 있는 범위와 방법, 그로 인한 위험과 이익을 공개하는 것이 매우 중요하다.

한편, 자율성의 행사만을 온전하게 생각한다면, 명확한 계약의 조건이 명시적으로 성립되어 준수되는 것이 적절하겠지만, 과도한 보상 등에 따른 부당한 유인 등도 새로운 윤리적 이슈로 등장하고 있다.

3. 자유로운 거부권

　동의를 위한 전제조건으로 충분한 정보의 제공하는 것에 근거해 설명하는 범위도 중요하지만, 그 설명에 따라 의료데이터의 실질적 활용을 위한 동의, 즉 정보주체의 권리가 중요하다. 동의권 행사도 중요하지만, 법적 근거 및 요건 등에 너무 집중할 경우 자칫 형식적인 동의로 그쳐, 실질적인 동의권자의 자율성은 오히려 소홀하게 취급되기 쉽다.

　일반적으로 동의를 유도하기 위해 허위 또는 과장된 설명을 포함한다거나, 동의권자를 기만할 수 있는 내용, 동의로 인해 초래될 어떤 불이익이나 차별을 방치하는 것 등은 동의권자의 자율성을 침해할 수 있는 부당한 유인으로 볼 수 있다. 따라서 의료데이터의 활용에서 정보주체의 권리를 보호하기 위해서는 정확한 정보를 편견 없이 설명하고 부당한 유인 등에 영향을 받지 않고 선택할 수 있는 자율성을 보호할 필요가 있다.

　또, 동의하지 않았을 때 불이익을 받지 않는 것도 중요하다. 동의했을 때의 혜택과 동의하지 않았을 때 불이익을 구분하는 것이 쉽지 않을 수 있지만, 동의권자의 결정에는 매우 다른 영향을 줄 수 있다. 특히, 「개인정보보호법」에 따른 업무, 즉 어떤 재화나 서비스를 이용하기 위한 동의의 경우, 그 업무가 의료라고 할 때 의료를 위해 필수적인 동의 외 데이터 활용에 동의하지 않는다고 해서 제공받을 의료가 제한된다면, 이는 위법할 뿐 아니라 비윤리적일 수 있고, 동의권자의 거부권을 보호할 수 없다.

4. 동의 의사의 변경 및 철회의 자유

　동의 전에 충분한 정보를 제공하고 동의의 자율성을 보장하여 동의권이 행사되도록 하는 것도 중요하지만, 정보주체의 권리는 특정 시점이 아니라 동의한 내용에 대해 처분의 권한으로 존중받는 것이 중요하다. 정보주체의 동의 전 정보 요구에 대한 권리가 최초의 동의 시점에만 허용된다면 동의권자의 자율성을 적절하게 보호한다고 볼 수 없다. 즉, 충분한 정보에 근거한 동의란, 자율적 결정을 내릴 때 그 결정을 위해 알아야 할 정보가 있어야 한다는 것을 의미하며, 동의를 요구하는 시점에만 충분한 정보를 제공하는 것이 아니라 동의 후에도 정보주체의 권리는 유지될 수 있어야 한다는 것을 의미한다.

　이를 통해 정보주체의 자율성은 동의한 내용이 유효한 동안, 지속적으로 선택의 자율성이 보장될 수 있어야 한다. 따라서 동의를 한 시점에 한 번 행사된 것으로 완료되는 것이 아니라, 동의한 '무엇'에 대한 동의의 권리가 유지되는 것이 중요하다. 이와 같은 동의권이 올바로 행사되고 보호되려면, 동의를 요구받는 상황과 내용에 대한 충분한 인지가 필수적이다. 이뿐만 아니라 동의를 받은 사람과 동의를 한 사람, 즉 동의를 한 양자가 동의한 내용을 준수하는 계약의 준수가 더 중요하다. 물론, 동의 후 변경되는 사항에 대하여 매번 다시 동의받아야 하는 방식으로 존중해야 한다는 뜻은 아닐 수 있다. 하지만, 당초 동의 시점에 설명된 사항 중 중요한 사항이 변경되었을 때, 해당 내용을 공지하고 철회 등 동의에 관한 변경이 가능하도록 기회를 제공하는 것은 매우 중요한 자율성 보장의 절차가 될 수 있다.

이러한 이유로, 최근 전자동 방식의 애플리케이션을 활용하여 동의를 받은 사람과 동의를 한 사람 간의 참여 및 소통이 가능한 환경을 조성하는 '동적동의(Dynamic Consent)'가 주목받고 있다.

5. 선량한 관리자의 의무

다른 개인정보의 활용과는 달리 의료데이터의 활용이 어려운 이유에는 여러 가지가 있겠지만, 그중에서도 의료데이터를 수집하는 주체별 환경과 그 안에서 관리자 및 처리자의 의무를 동의권자, 즉 정보주체의 권리를 보호할 수 있는 원칙과 기준 등을 준수하도록 마련하고 관리한다는 것이 쉽지 않다. 충분한 설명이 어렵고 설명하고 동의를 받은 내용대로 준수하고 관리할 책임이 불분명하여, 종종 동의를 포기하거나 형식적인 동의를 받은 후 실질적인 수집 및 활용에서 제약을 받기도 한다. 이는 모두 데이터 활용의 가능성을 저해하는 방향으로 작용할 것이다.

의료데이터의 활용을 촉진하기 위해서는 정말 가치 있는 의료데이터의 활용을 위한 전략적인 준비가 필요하다. 그 일환 중 하나가 대중이 합리적으로 이해할 수 있는 수준의 안전하고 윤리적인 데이터 활용의 원칙 및 가이드를 마련하여 공개하고, 이를 해당 관리자가 준수하는 것이다. 또, 이를 위해서는 오랜 중장기적인 투자와 실질적이고 체계적인 계획, 관련 제도의 정비도 수반되어야 할 것이다. 그리고 의료데이터의 활용에 대한 관리의 책임이 있는 주체에게는 선량한 관리자의 의무, 즉 소위 '스튜어드십(Stewardship)'이 요구된다.

이는 의료데이터의 활용을 위한 관리에서 정보주체와 관리자 모두 해당 정보에 대한 소유권을 주장할 수 없기 때문이며, 동시에 안정적이고 윤리적인 데이터의 활용을 위해서는 대중의 신뢰를 얻는 것이 그 무엇보다 중요하기 때문이다. 따라서 스튜어드십을 가진 관리자는 정보주체에 의한 처분의 권리를 가능한 범위 내에서 존중하고 보호할 수 있는 방향으로 관리하되, 관리의 책임 범위 내에서 안전하고 윤리적으로 활용될 수 있도록 지원하는 것이 필요할 것이다. 이러한 스튜어드십에 바탕을 둔 안전하고 윤리적인 데이터의 활용을 위한 투명한 관리가 의료데이터 활용에서 정보주체 및 대중의 신뢰를 얻을 수 있도록 도울 것이다.

정보주체를 위한
법적 권리에 대한 과제

　일상적인 의료 현장에서 꾸준하게 생성 및 관리되는 의료 관련 데이터들은 정보주체인 개인에게 매우 중요한 의미를 지니지만, 동시에 그 데이터가 효율적으로 활용될 때 가질 수 있는 공익적 가치도 부인할 수 없다. 그러나 의료데이터가 대부분 정보주체의 필요에 따라 정보주체가 직접 비용을 지불하고 생성되는 정보라는 점, 그럼에도 불구하고 대부분의 정보가 해당 정보주체에 의해 직접 제공 또는 생성되는 정보가 아니라 이용한 서비스의 결과로 생성되거나 의료진 등 전문가에 의해 작성 또는 해석되는 정보이기 때문에, 정보주체이면서도 자신의 개인정보에 대한 통제력이 매우 낮다는 특징이 있다.
　특히, 소위 '바이오 데이터'로 불리는 유전체 정보 등 생물학적 정보에 대한 경우는 더욱 그런 경향이 두드러진다. 분명 정보주체의 개인정보이고 심지어 민감한 정보이나, 정보주체는 해당 데이터를 이해하거나 활용할 수 없다. 과거 문맹률이 높았던 시대에 아주 사적인 개인식별정보 등을 이용하는 행정적 또는 경제적 행위의 대행으로 인한 피해가 발생하였듯, 이제는 생물학적 정보를 두고 그와 유사한 사건을 발생할지도 모른다.

또, 의료기관 간 일부 데이터 전송권 등이 일부 활용되고는 있지만, 대부분의 의료데이터가 당초 수집한 목적 범위 내에서 수집 및 이용 동의를 얻은 기관 또는 책임의 범위 내에 존재한다. 그러나 실제 의료데이터의 활용 측면에서 검토하려면, 이를 이용하려는 이용자의 요구는 매우 다양하고 연계를 선호하며, 실제 활용의 가치는 다양한 수준의 민감성을 가진 데이터들을 통합 및 연계할 때 높아진다. 따라서 이러한 다양한 요구와 상대적일 수밖에 없는 데이터의 활용에 대한 수요 속에서, 정보주체인 개인의 권리를 보호한다는 것은 사실상 어려울 수밖에 없다.

또, 언제, 어떤 위험 요소가 정보주체의 자율성이나 프라이버시를 침해할지 예측하기도 어렵다. 때문에 개인정보의 성격을 가진 의료데이터를 효율적으로 활용하기 위해서는 수집부터 활용에 이르는 전 과정에서 적법한 책임자 및 관리자의 역할이 중요하며, 관리자에 의한 적절한 동의와 정보주체의 권리보호 및 존중, 동의 범위 내 활용 및 투명한 관리 등이 요구될 수밖에 없다. 법에 근거된 정보주체의 권리를 존중하면서 데이터를 효율적으로 활용하기 위해서는, 명시적인 책임 주체에 의해 적법하게 동의받은 범주 내에서 안전하고 윤리적인 데이터의 활용 및 투명한 관리가 전제되어야 대중의 신뢰를 잃지 않는 의료데이터의 활용이 가능해질 것이다.

제6장

의료데이터 활용을 위한 의료기관의 법적 권리

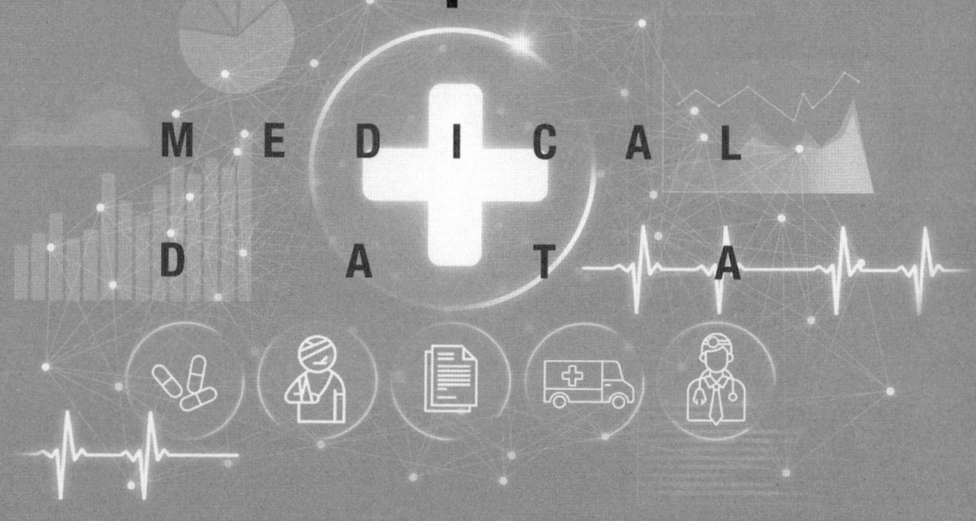

이 혜 영

법무법인 태신 변호사

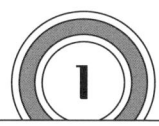

의료데이터 활용과 의료기관의 법적 권리

1. 의료데이터의 의의

「보건의료기본법」 제3조에서 보건의료란 "국민의 건강을 보호·증진하기 위하여 국가·지방자치단체·보건의료기관 또는 보건의료인 등이 행하는 모든 활동"을 말하고(제1호), 보건의료정보란 "보건의료와 관련한 지식 또는 부호, 숫자, 문자, 음성, 음향, 영상 등으로 표현된 모든 종류의 자료"를 말한다(제6호). 따라서 보건의료데이터는 "국민건강 보호·증진을 위한 활동에서 수집, 생성, 활용 및 저장되는 모든 자료로서, 광(光) 또는 전자적 방식으로 처리될 수 있는 것"을 의미한다.[100]

---

[100] 강기윤 의원이 대표 발의한 「디지털 헬스케어 진흥 및 의료데이터 활용 촉진에 관한 법률안」(의안번호:17751, 제안일자: 2022. 10. 7.) 제2조 제5호에서는, ""의료데이터"란 「보건의료기본법」 제3조 제6호에 다른 보건의료정보로써 광(光) 또는 전자적 방식으로 처리(「개인정보보호법」 제2조 제2호에 따른 처리를 말한다. 이하 같다)될 수 있는 것을 말한다."고 정의한다.

'의료데이터'의 정의는 법으로 명확하게 규정된 것은 없지만, 위 「보건의료기본법」 및 「의료법」 제19조(정보 누설 금지)와 제21조(기록 열람 등) 규정 등을 근거로 판단할 때, 보건의료데이터보다 하위범주의 개념으로, "의료기관 등의 의료행위(진단, 치료, 관리) 과정에서 작성 또는 활용되는 정보로서[101] 광(光) 또는 전자적 방식으로 처리될 수 있는 것"으로 정의할 수 있을 것이다.

이러한 의료데이터에는 ① 성명, 주소, 주민등록 정보 등 환자의 신상에 관한 기록인 개인정보, ② 영양상태, 질병력, 사회력(흡연, 음주), 유전질환 등 개인의 건강증진 및 질병예방을 위해 수집되는 건강정보, ③ 진단명, 수술명, 수술일, 처방의약품 명칭 등 당해 치료를 목적으로 의료인(또는 의료기관)이 작성하는 환자의 치료를 위한 기록을 의미하는 진료정보가 포함된다.[102]

2. 의료기관의 법적 권리 검토의 필요성

의료기관은 전자의무기록(Electronic Medical Record, EMR) 시스템과 전자영상 전송시스템(Picture Archiving Communication System, PACS) 등을 통해 양질의 의료데이터를 꾸준히 생성·보유한다. 디지털 헬스케어 산업이

---

101 김재선, "의료정보의 활용과 개인정보의 보호 – 미국 HIPPA/HITECH 연구를 중심으로", 행정법연구, 제44호(2016), 271–273면 참고.
102 김재선, "미국의 의료정보보호법제에 관한 공법적 고찰", 법학논총, 제39권 제3호(2019), 333면.

성장하기 위해서는 방대한 양의 고품질 의료데이터가 꼭 필요하므로, 의료기관과 산업계 사이에 이러한 데이터의 공유 및 거래의 활성화는 매우 중요한 문제이다. 그러나 그동안 의료기관은 의료데이터의 가치를 제대로 산정하기 곤란하고, 데이터에 대하여 법적 권리를 행사할 수 있는지 여부도 불분명하였기 때문에, 데이터 공유 및 거래에 소극적인 태도를 보일 수밖에 없었다.

따라서 본 고에서는 의료데이터의 적극적인 활용을 위한 전제로, 의료기관의 법적 권리에 대하여 검토해보고자 한다. 기본적인 논의방식은 법률상 규정된 일반적인 데이터 보호 방법을 알아보고, 관련 쟁점으로 의료데이터의 특수한 문제를 함께 짚어보는 식으로 진행될 것이다.

먼저, 데이터 산업의 발전으로 가장 화두가 되었던 '데이터 오너십(Data Ownership)' 논의를 살펴본다. 데이터 오너십이란, 데이터에 대하여 배타적이고 독립적인 재산권을 인정할 수 있는가의 문제로, 이는 데이터 소유권 논의로도 볼 수 있다. 이러한 데이터 오너십 논의를 시작으로 우리나라에서도 데이터 보호를 목적으로 하는 데이터 관련 여러 법률안들이 발의되고 있다. 그중에서 최근 제정된 「데이터 산업진흥 및 이용촉진에 관한 기본법(약칭: 데이터산업법)」[103]과 「산업 디지털 전환 촉진법(약칭: 산업디지털전환법)」[104]상의 데이터 보호 규정을 자세히 살펴보도록 한다.

한편, 「부정경쟁방지 및 영업비밀보호에 관한 법률(약칭: 부정경쟁방지

---

103 「데이터 산업진흥 및 이용촉진에 관한 기본법」은 2021. 10. 19. 제정되어 2022. 4. 20. 시행 중이며, 소관 부처는 과학기술정보통신부이다.
104 「산업 디지털 전환 촉진법」은 2022. 1. 4. 제정되어 2022. 7. 5. 시행 중이며, 소관 부처는 산업통상자원부이다.

법)」은 법 개정을 통해 데이터 부정사용행위를 부정경쟁행위의 한 유형으로 신설하였다(제2조 제1호 카목).[105] 「부정경쟁방지법」은 체계상 뒤이어 논의될 지적재산권법에 의한 보호방법에 포함시켜 검토하는 것이 더 자연스러워 보일 수도 있다. 그러나 위 규정은 데이터에 대한 직접적인 보호 규정일 뿐만 아니라, 「데이터산업법」과도 관련이 있기 때문에,[106] 별도의 독립된 목차를 두고 자세히 검토하고자 한다.

한편, 데이터는 「저작권법」, 「부정경쟁방지법」 등 관련 지적재산권법상의 요건을 갖춘 경우, 각 법률에 의한 보호를 받을 수도 있다. 따라서 마지막으로는 기존 지적재산권법 체계에 따른 데이터 보호 방법을 정리하였다.

---

105 「부정경쟁방지 및 영업비밀보호에 관한 법률」은 2021. 12. 7. 일부 개정되어 (「데이터산업법」과 함께) 2022. 4. 20. 시행 중이며, 소관 부처는 (산업통상자원부의 외청인) 특허청이다.
106 「데이터산업법」 제12조 제3항, 「부정경쟁방지법」 제2조 제1호 카목 참조.

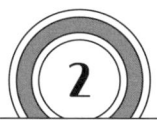

의료데이터를 소유할 수 있을까?

1. 데이터 오너십(Data Ownership)의 의미와 해외 논의 동향

데이터를 소유할 수 있을까? 데이터를 재산권으로 보호할 수 있을까? 이것이 바로 데이터 오너십 논의이다. 데이터 오너십은 데이터에 대한 배타적이고 독립적인 재산권을 의미하는데, 같은 취지로 '데이터 소유권'이라는 표현을 쓰기도 한다. 데이터 오너십 논의는 권리자가 데이터에 대한 권리를 절대권으로서 누구에게나 주장할 수 있는지 여부와 인격권의 재산적 보호범위의 문제가 아닌 인격권과 분리된 하나의 독립적인 재산권으로 인정할 수 있는지 여부[107]가 주된 쟁점이 된다.[108]

유럽연합(European Union, EU)은 오늘날의 경제가 '데이터 주도 경제

---

107 이른바 퍼블리시티권을 인격권의 재산적 보호범위로 다룰 것인지, 아니면 별개의 독립된 재산권으로 인정할 것인지와 같은 취지의 논의이다.
108 이동진, "데이터의 법적 성질과 오너십", 『데이터법』, 세창출판사, 2022, 95-96면 참고.

(Data Driven Economy)'임을 강조하면서, 데이터 경제 구축 및 유럽 내 데이터의 자유로운 흐름을 촉진하기 위하여 데이터 오너십 도입 여부를 논의하였다. 특히 EU 집행위원회(EU Commission)의 지원으로 2017년 1월에 발간된 『데이터 소유권 백서(Data Ownership WHITE PAPER)』에서는 새로운 권리로서 데이터 소유권 도입을 제안하였다. 당시 EU에는 데이터 소유에 관한 법률과 판례가 없고, 지적재산권이나 영업비밀 보호에 관한 법 등에 따른 부분적이고 개별적인 보호만 하고 있기 때문에 데이터에 대한 법적 보호가 매우 미흡한 상태였다. 이러한 상태에서 데이터에 관한 권리관계를 당사자 간의 계약에만 의존시키는 것은 법적 불확실성을 더욱 높여 데이터 시장의 확장이나 데이터 경제 성장에 부정적인 영향을 준다고 보았기 때문이다. 『데이터 소유권 백서』에서 말하는 데이터 오너십은 개별 데이터와 데이터세트에 대한 비독점적이고 유연하며 확장 가능한 새로운 형태의 소유권을 의미하였고, 안전장치로 데이터 추적 의무를 부과하기도 하였다.[109]

한편, 미국에서 데이터 소유권 논의는 주로 개인정보 영역에서 이루어졌다. 대륙법계와 달리 일반적 인격권 개념이 없는 미국에서는 개인정보에 대한 정보주체의 권리를 강화시키고, 정보주체의 통제권을 설명하기 위한 방법 중의 하나로 발전한 것이다. 일례로, 2019년 상원의원이 발의

109　European Commission, "Building the European Data Economy Data Ownership WHITE PAPER"(1 January 2017)
　　　https://sites-twobirds.vuture.net/1/773/uploads/white-paper-ownership-of-data-(final).PDF, (최종 검색일: 2023. 4. 15.)

한 「Own Your Own Data Act」[110]는 개인은 자신이 인터넷에서 생성한 자신의 데이터에 대해 배타적인 재산권을 가진다는 전제에서 그 정보에 대한 개인의 통제권을 규정하였다.

우리나라는 유럽과 마찬가지로 인격권으로서 개인정보자기결정권을 인정한다. 따라서 의료데이터를 생성하는 의료기관의 권리를 검토할 때, 맥락상 미국보다는 유럽에서의 데이터 오너십 논의에 더 관심을 기울일 필요가 있다.

현재 유럽에서 일반적인 데이터 오너십을 도입하려는 시도는 사실상 폐기된 것으로 보인다.[111] EU 집행위원회가 2017년 9월경 여러 단체들로부터 의견을 수렴한 결과를 정리하기 위해 작성한 종합보고서에 따르면,[112] EU 집행위원회는 데이터 소유권을 인정하는 것보다는 데이터에 대한 접근을 최대한 확보하는 것이 더욱 중요하다는 점을 확인하면서, 향후 그런 접근 확보의 방향으로 나아갈 것임을 암시하고 있다.

데이터 소유권을 부정하는 이유로는 다음과 같은 점을 근거로 들었다.

① 데이터 생산에 직접 관여하지 않고 나중에 그것을 분석하는 역할을 담당하는 기업들의 동기부여를 낮추는 부작용이 우려되고, ② 빅데이터를 작성하는데 그 부분을 이루는 개개 정보들이 반드시 필요하다는 사

110　John Neely Kennedy, Own Your Own Data Act(2019; 116th Congress S. 806)

111　이동진, "데이터의 법적 성질과 오너십", 『데이터법』, 세창출판사, 2022, 104면 참고.

112　European Commission, "Synopsis Report Consultation on The 'Building a European Data Economy' Inintiative"(7 September 2017).
https://ec.europa.eu/information_society/newsroom/image/document/2017-36/synopsis_report_-_data_economy_A0EFA8E0-AED3-1E29-C8DE049035581517_46646.pdf (최종 검색일: 2023. 4. 15.)

실과, 반대로 그 개개 정보 하나하나의 가치는 극히 미미하다는 사실 때문에 결국 여러 참여자가 관여하여 최종적으로 빅데이터가 작성되는 일련의 과정에서 데이터 소유권을 누구에게 귀속시킬지 애매해질 수 있고, ③ 데이터에 소유권과 같은 권리가 부여되면 데이터가 자유롭게 거래되는 데 있어 새로운 거래비용이 부가되어 데이터 거래에 지장을 초래하고, EU의 다수학자나 실무가들 또한 빅데이터 등 데이터를 새로운 물권적 독점권으로 보호하는 데 반대하는 입장을 취한다고 볼 수 있는데, 자유로운 데이터의 흐름을 방해하고, 부여된 독점권의 대상이 사실은 불명확하다는 점 때문이다.[113]

2. 「민법」상 데이터 소유권 인정 여부

우리 「민법」은 소유권의 개체가 '물건'임을 전제로 하고 있고,[114] 「민법」 제98조에서는 물건을 유체물 이외 '전기 기타 관리할 수 있는 자연력'이라고 규정한다. 데이터가 유체물이 아님은 명백하므로, 그렇다면 '관리할 수 있는 자연력'에 포함시킬 수 있는지 검토해볼 필요가 있다.

'관리할 수 있는'의 의미는 유체물에 준하는 성질로서 배타적 지배의 가능성을 의미하며, 이는 경합성, 배제성, 존립성(독자적 존재가능성)이 있

---

113 박준석, "빅데이터 등 새로운 데이터에 대한 지적재산권법 차원의 보호가능성", 『데이터 오너십: 내 정보는 누구의 것인가?』, 박영사, 2019, 151-155면 참고.
114 「민법」 제211조 내지 제213조.

음을 뜻한다.[115] 그런데 데이터는 손상 없이 복제가 얼마든지 가능하고, 같은 데이터를 여러 사람이 동시에 사용할 수 있다. 또, 일단 복제가 이루어지면 누군가가 다른 사람의 동시 사용을 배제하기 어렵고, 데이터 중에는 내 것이라 하더라도 클라우드(Cloud)에 저장된 경우와 같이 다른 누군가의 서비스 계속에 그 존속이 달려 있는 경우도 있다. 따라서 데이터는 이러한 비배제적(Non-Exclusive), 비경합적(Non-Rival) 성질로 인하여 「민법」상 소유권의 대상이 될 수는 없다고 할 것이다.[116]

한편, 이와 관련하여 '데이터'를 물권의 객체가 되는 물건의 범위에 포함시키는 내용으로 민법 일부개정법률안이 발의되기도 하였다.[117] 이러한 입법안은 데이터에 관한 배타적 지배권을 부여하여 법적 공백을 채우고 데이터생산자의 권리를 보장하려는 취지에는 공감하나, ① 「민법」의 적용을 받는 데이터의 범위를 명확히 확정하기 어렵고, ② 현행법상 데이터의 내용과 특성에 따라 저작권, 데이터베이스권, 개인정보자기결정권 등 다양한 형태로 권리를 보호하고 있어 일률적으로 물건으로 취급하는 것은 적절치 않으며, ③ 데이터의 특성상 복제가 쉽고 타인의 이용에 대한 배제성이 없어 점유권을 인정하기 어려운 점 등 물권의 구체적인 내용

---

115 백대열, "데이터 물권법 시론- 암호화폐를 비롯한 유체물 – 동등 데이터를 중심으로", 민사법학, 제90호(2020), 133면 이하 참고.

116 이동진, "데이터 소유권(Data Ownership), 개념과 그 실익", 정보법학, 제22권 제3호(2018), 225-226면.

117 조정훈 의원 대표 발의, 「민법 일부개정법률안」(의안번호:제4799호, 제안일자: 2020. 11. 2.); 김세연 의원 대표 발의, 「민법 일부개정법률안」(의안번호:제23867호, 제안일자: 2019. 11. 18., 임기 만료로 폐기) 등.

과 조화되기 어렵다는 등의 이유로 적절치 않다고 할 것이다.[118]

3. 의료데이터의 특수한 쟁점

1) 정보주체의 개인정보자기결정권과의 관계

종래 데이터 소유권의 일반적인 논의는 주로 비개인정보를 염두에 두고 전개되어왔다. 그런데 의료기관이 생성하는 의료데이터는 대부분 개인정보에 해당하므로, 의료데이터에 대한 소유권 논의에서는 개인정보주체의 권리와의 상호관계가 문제 될 수 있다. 즉, 의료기관에게 의료데이터에 대한 별도의 권리를 인정한다면, 환자의 개인정보자기결정권과 충돌하는 것은 아닌지, 이 경우 환자의 개인정보자기결정권이 우선하여 결국 (데이터 소유권 인정 여부는 검토할 필요도 없이) 의료기관에게 데이터에 대한 어떠한 권리도 인정할 수 없는 것은 아닌지 생각해볼 필요가 있는 것이다.[119]

---

118 진선희, "민법 일부개정법률안(조정훈 의원 대표발의(의안번호 제4799호) 검토보고서", 2021. 2. ; 박장호, "민법 일부개정법률안(김세연 의원 대표발의(의안번호: 제23867호) 검토보고서", 2020. 3.

119 박준석, 「빅데이터 등 새로운 데이터에 대한 지적재산권법 차원의 보호가능성」, 『데이터 오너십: 내 정보는 누구의 것인가?』 박영사, 2019, 149면 참고.
"빅데이터 속에 개인정보가 포함된 상황에서 그런 개인정보에 대하여는 이미 정보주체가 권리를 가지고 있으므로, 차후 논의할 빅데이터 작성자를 위한 권리 부여는 그런 개인정보 부분은 제외하고 논의하는 것이 타당한지, 그렇지 않으면 개인정보가 아닌 부분은 물론 개인정보부분까지 망라하여 빅데이터 작성자의 권리가 미치는 것으로 구성할지 여부 등에 관해 사전 교통정리가 필요한 상황이다."

데이터 일반에 오너십을 인정한다면, 개인정보도 그 대상이 될 수 있다고 보는 견해가 있다. 개인정보자기결정권은 개인정보가 그 정보주체의 인격의 자유로운 발현과 프라이버시에 미칠 악영향을 고려하여 정보주체에게 준 통제권으로서의 인격권이다. 반면, 데이터 오너십은 데이터에 대한 재산권이기 때문에, 개인정보의 경우 두 권리는 동일한 데이터를 대상으로 하지만, 목적과 평면이 서로 다르므로 병존할 수 있고 또 병존함이 원칙이라는 것이다.[120]

같은 취지에서, 데이터를 생성한 자에게 별도의 권리를 인정할 경우 개인정보주체가 이미 가지고 있는 권리와의 충돌을 우려할지도 모르지만, 외형상 동일한 객체에 대해 서로 다른 주체가 가진 서로 다른 권리가 경합하거나 중첩하는 것이 법률 세계에서 드문 일이 아니라고 하면서, 가장 유사한 상황으로 「저작권법」상 데이터베이스제작자의 권리를 예로 드는 견해도 있다. 데이터베이스제작자의 권리는 타인이 이미 저작권을 가지고 있는 '저작물'들을 나중에 집합하여 '데이터베이스'를 작성한 자에게 앞서 저작권과는 별개로 그 데이터베이스 전체에 관한 권리를 부여하는 것이기 때문이다. 우리 법은 데이터베이스제작자의 권리를 인정하면서도, 집합행위가 최초 창작자인 저작권자로부터 허락을 받지 아니하면 저작권침해가 되는 것으로 규율하여, 데이터베이스제작자의 권리가 저작권에 일단 복종하도록 함으로써 양자의 권리를 조정한다고 한다(동법 제2조 제20호 및 제17호, 제93조 제3항 참조).[121]

---

120 이동진, "데이터의 법적 성질과 오너십", 『데이터법』, 세창출판사, 2022, 96-97면.
121 박준석, "빅데이터 등 새로운 데이터에 대한 지적재산권법 차원의 보호가능성", 『데이터 오너십: 내 정보는 누구의 것인가?』 박영사, 2019, 149면.

한편, 소유권의 귀속과 인격권의 문제를 구분하면서, 정보주체가 개인정보의 소유권에 대해서 그 누구보다도 강력한 주장을 할 수 있다는 전제로 소유권의 귀속 문제를 다루어서는 안 된다는 견해도 있다. 이 견해는 「저작권법」상 업무상 저작물은 창작자가 아닌 창작에 대한 기획과 기여에 있어 주된 역할을 한 고용주에게 저작권의 원시적 귀속을 허용하고 있음을 예로 들면서(동 법 제2조 제31호, 제9조), 개인정보 생성은 결국 개인정보처리자의 필요와 노동 혹은 투자에 의해 생성되는 경우가 대부분이기 때문에, 정보주체가 반드시 그 재산적 가치의 귀속 주체가 되어야 한다고 확신할 수 없다고 본다. 따라서 개인 의료정보 역시 의료기관이 환자·이용자를 진단하는 과정에서 의료기관의 업무처리를 위해 생성하는 것이므로, 정보주체에게 당연히 소유권이 귀속되는 것은 아니다.[122]

이 견해는 개인정보주체자의 권리 측면에서 소유권(재산권) 인정 여부를 논의한 것이기는 하지만, 정보주체자의 개인정보자기결정권으로부터 당연히 소유권이 인정되는 것은 아니라고 함으로써, 적어도 개인정보처리자가 생성한 정보에 대한 권리를 개인정보처리자에게 인정할 수 있는 가능성을 열어둔다는 점에서 앞의 두 견해와 같은 취지의 입장이라고 평가할 수 있을 것이다.

정리하면, 의료기관이 생성한 의료데이터는 대부분 개인정보에 해당하기 때문에, 환자의 개인정보자기결정권과 의료기관에게 인정될 수 있는 데이터에 대한 권리가 외견상 충돌하는 것처럼 보인다. 그러나 개인정

---

122 김현경, "정보주체의 권리 실효성 확보를 위한 법적 검토- 개인정보에 대한 소유권 인정을 중심으로", 법학논집, 제26권 제3호(2022), 213-214면.

보자기결정권은 인격권이고, 의료기관의 데이터에 대한 권리는 재산권적 성격을 가지기 때문에, 두 권리는 성격과 작용 국면이 서로 다르므로 병존할 수 있으며, 환자의 개인정보자기결정권으로 인해 의료기관의 데이터에 대한 권리가 당연히 배제되는 것은 아니라고 할 것이다.

2) 진료기록의 소유권 문제

「의료법」 제22조 제1항에서는 의료인에게 진료기록을 상세하게 작성할 의무를 부과하고 있다. 즉, 진료기록에는 환자의 인적사항이나 주된 증상뿐 아니라, 의료인의 진단과 의견 등이 기록되도록 한다.[123] 따라서 진료기록은 환자의 개인정보와 의료인의 전문지식으로 인해 새로운 가치가 더해진 정보 또는 적어도 그러한 정보들이 혼재된 것으로 볼 수 있다.

이러한 진료기록의 소유권이 누구에게 있는가에 대한 논의는 오래전

---

123 「의료법」 제22조(진료기록부 등) ① 의료인은 각각 진료기록부, 조산기록부, 간호기록부, 그 밖의 진료에 관한 기록(이하 "진료기록부등"이라 한다)을 갖추어 두고 환자의 주된 증상, 진단 및 치료 내용 등 보건복지부령으로 정하는 의료행위에 관한 사항과 의견을 상세히 기록하고 서명하여야 한다.
「의료법」 시행규칙 제14조(진료기록부 등의 기재 사항) ① 법 제22조제1항에 따라 진료기록부·조산기록부와 간호기록부 (이하 "진료기록부등"이라 한다)에 기록해야 할 의료행위에 관한 사항과 의견은 다음 각 호와 같다.
1. 진료기록부
 가. 진료를 받은 사람의 주소·성명·연락처·주민등록번호 등 인적사항
 나. 주된 증상. 이 경우 의사가 필요하다고 인정하면 주된 증상과 관련한 병력(病歷)·가족력(家族歷)을 추가로 기록할 수 있다.
 다. 진단결과 또는 진단명
 라. 진료경과(외래환자는 재진환자로서 증상·상태, 치료내용이 변동되어 의사가 그 변동을 기록할 필요가 있다고 인정하는 환자만 해당한다)
 마. 치료 내용(주사·투약·처치 등)
 바. 진료 일시(日時)

부터 있었다.[124] 의사가 작성한 진료기록은 의료분쟁이 발생한 경우, 의료인의 과실 여부를 판단하는 자료가 되기 때문이다.[125] 그런데 최근 진료기록의 소유권 문제는 의료분쟁뿐 아니라, 디지털 헬스케어 산업 발전을 위한 의료데이터의 적극적인 활용, 데이터 거래 촉진의 관점에서도 중요한 쟁점이 되고 있다.

앞서 살펴본 데이터 오너십 논의에 따라 진료기록의 소유권 문제를 간단히 검토해보면, 진료기록은 데이터로서 물건으로 볼 수 없기 때문에, 현행 「민법」상 소유권의 대상이 될 수는 없다. 따라서 환자와 의료인, 의료기관 누구에게도 진료기록의 소유권을 인정할 수는 없을 것이다.

한편, EU는 데이터 공유를 촉진시키기 위해서는 데이터 오너십보다는 데이터 접근권 강화가 더 중요함을 확인하였고,[126] 이에 따라 유럽 「일반개인정보보호규정(General Data Protection Regulation, GDPR)」 제20조에서 정보주체의 데이터 이동권(Right to Data Portability)을 규정하였다. 데이터

---

124 이호용, 『디지털 헬스케어의 법적 쟁점과 과제』, 집문당, 2021, 205-206면.

125 의사가 환자를 진료하는 경우에는 「의료법」 제21조 제1항에 의하여 그 의료행위에 관한 사항과 소견을 상세히 기록하고 서명한 진료기록부를 작성하여야 하고, 진료기록부를 작성하지 않은 자는 같은 법 제69조에 의하여 처벌하도록 되어 있는 바, 이와 같이 의사에게 진료기록부를 작성하도록 한 취지는 진료를 담당하는 의사 자신으로 하여금 환자의 상태와 치료의 경과에 관한 정보를 빠트리지 않고 정확하게 기록하여 이를 그 이후의 계속되는 환자치료에 이용하도록 함과 아울러 다른 관련 의료종사자에게도 그 정보를 제공하여 환자로 하여금 적정한 의료를 제공받을 수 있도록 하고, 의료행위가 종료된 이후에는 그 의료행위의 적정성을 판단하는 자료로 사용할 수 있도록 하고자 함에 있다(대법원 1997. 8. 29. 선고 97도1234 판결)

126 European Commission, "Synopsis Report Consultation on The 'Building a European Data Economy' Inintiative"(7 September 2017). https://ec.europa.eu/information_society/newsroom/image/document/2017-36/synopsis_report_-_data_economy_A0EFA8E0-AED3-1E29-C8DE049035581517_46646.pdf(최종 검색일 2023. 4. 15.)

이동권은 정보주체가 동의 또는 계약에 따라 처리자에게 제공한 개인정보를, 정보주체가 직접 다운로드하거나 처리자에게 자신이 지정하는 제3자에게 전송해줄 것을 요구할 수 있는 권리이다.

우리나라의 경우, 현재 「신용정보의 이용 및 보호에 관한 법률(약칭: 신용정보법)」 제33조의2에서 금융데이터에 대한 전송요구권을 인정하고 있고, 최근에는 「개인정보보호법」 개정을 통해 제35조의2에서 개인정보 전송요구권의 일반법적 근거를 마련하였다.[127] 또, 국회 계류 중인 「디지털 헬스케어 진흥 및 의료데이터 활용 촉진에 관한 법률안」 제13조 및 제14조에서도 의료데이터에 대한 전송요구권을 인정하는 내용을 담고 있다.[128]

「GDPR」은 데이터 이동권의 대상이 되는 데이터를 정보주체가 '제공한' 데이터로 한정한다. 마찬가지로 우리나라 「신용정보법」에서도 신용정보 중 민감정보나 개인정보를 기초로 금융기관 등이 추가적으로 생성·가공한 2차 정보 등은 의무제공 대상에서 제외하고 있고(제33조의2 제1항 제3호), 개정된 「개인정보보호법」에서도 같은 취지의 규정을 두고 있다(제35조의2 제1항 제2호). 이는 추가적으로 생성한 2차 정보는 데이터에 대한 관리 통제권이 정보주체에게만 인정되는 것이 아니기 때문에 정보주체의 의사만으로 이동대상이 될 수 없다는 것을 의미한다.[129] 따라서

---

127 [법률 제19234호, 2023. 3. 14., 일부개정] 다만, 전송요구 관련 조항은 공포 후 1년이 경과한 날부터 공포 후 2년이 넘지 아니하는 범위에서 시행령으로 정하는 날부터 시행될 예정이다(부칙 제1조 제2호).
128 강기윤 의원 대표 발의, 「디지털 헬스케어 진흥 및 의료데이터 활용 촉진에 관한 법률안」 (의안번호: 제17751호, 제안일자: 2022. 10. 7.)
129 이성엽, "진료기록은 의사와 환자 중 누구의 소유일까", 조선일보, 2022. 3. 3.

향후 의료데이터에 대한 전송요구권을 인정할 경우, 의료기관이 생성한 의료데이터는 기본적으로 환자의 개인정보를 바탕으로 의료인의 전문적인 지식과 판단 등이 가미되어 생성된 정보라는 특수성을 고려하여, 의무제공 대상 데이터의 범위를 면밀히 검토해야 할 것이다. 특히 진료기록은 의료법상 의료인에 의해 생성된 정보 내지 2차 정보에 해당할 여지가 크기 때문에, 전송요구의 대상이 될 수 있는지 여부는 반드시 추가적인 논의가 필요할 것이다.

https://biz.chosun.com/opinion/expert_column/2022/03/03/SWAWIF4TX5GABHCA2CW6XHXNQU/ (최종 검색일: 2023. 4. 15.)

「데이터산업법」
데이터 자산의 보호

「데이터산업법」은 민간 데이터의 경제·사회적 생산, 거래 및 활용 등을 위한 기본 법제가 부재한 상황에서,[130] 민간데이터의 가치와 중요성을 재인식하고, 데이터 산업 육성 의지를 대외적으로 표명하기 위해 제정되었다.

「데이터산업법」은 민간 데이터를 규율하는 기본법적 성격을 가지므로,[131] 의료데이터를 생산하는 의료기관 또한 당연히 이 법의 적용을 받게 된다. 특히, 의료기관의 권리와 관련된 규정은 데이터 자산의 보호를 규정한 제12조이다. 동 조에서는 데이터생산자가 인적 또는 물적으로 상당한 투자와 노력으로 생성한 경제적 가치를 가지는 데이터를 "데이터 자산"으로 정의하고(제1항), 이러한 데이터 자산을 공정한 상거래 관행이

---

130 공공데이터와 관련해서는 「공공데이터의 제공 및 이용 활성화에 관한 법률」, 「데이터기반 행정 활성화에 관한 법률」 등의 법적 근거가 이미 마련되어 있다.
131 김원오, "데이터기본법 제정안에 관한 소고", 산업재산권, 제68호(2021), 182-183면.

나 경쟁 질서에 반하는 방법으로 무단 취득·사용·공개하거나 이를 타인에게 제공하는 행위 등 데이터 자산을 부정하게 사용하여 데이터생산자의 경제적 이익을 침해하는 행위를 금지한다(제2항). 데이터 자산의 부정사용 등 행위에 관한 사항은 「부정경쟁방지법」에서 정한 바에 따른다(제3항).[132]

데이터생산자는 위 규정을 위반하여 데이터 자산을 침해한 자에 대하여 「부정경쟁방지법」에 따라 금지청구 및 손해배상청구를 할 수 있다(동법 제4조, 제5조). 다만, 「데이터산업법」은 데이터 자산에 대한 부정경쟁행위를 원인으로 한 손해배상청구의 경우 위반행위를 한 자가 고의 또는 과실이 없음을 입증하여야 한다고 규정하여, 「민법」상 불법행위책임의 특칙으로 귀책사유에 대한 증명책임을 전환하고 있다(동 법 제42조 제1항).[133]

본 조는 데이터생산자의 이익을 보호한다는 점에서 데이터 오너십과 상통하는 면이 있다. 그러나 데이터 일반이 아닌, 특히 보호할 만한 가치

---

[132] 정부에서는 그동안 데이터 보호제도를 마련하기 위해 당정청 회의, 4차 산업혁명위원회 해커톤 회의를 진행하였고, 이 회의에 관계부처, 산업계, 법조계, 학계, 시민단체 등이 참석하여 다양한 의견을 제시하고 토론하는 과정을 거쳤다. 이러한 과정을 거쳐 과학기술정보통신부는 「데이터산업법」에서 데이터 보호의 일반원칙을 규정하였으며, 구체적인 데이터 부정사용행위의 내용과 구제 수단 등에 대해서는 「부정경쟁방지법」에 위임하도록 하였다.
특허청 보도자료, "데이터 보호를 위한 「부정경쟁방지법」 개정안 국회 통과- 데이터 거래 활성화 및 활용 촉진 등 데이터 산업 발전 기대-" (보도일자: 2021. 11. 11.)

[133] 이 법의 입법과정에서 데이터 자산의 부정사용행위뿐만 아니라 구제책도 「부정경쟁방지법」에 따르기로 하였기에 연혁해석상 민사상 구제책 이외에 행정적 규제책과 형사적 제재책도 적용할 수 있는지 여부가 문제 될 것이다. 형사적 제재책은 죄형법정주의에 입각할 때 「데이터산업법」 제12조 제3항만으로는 부족하고 행정적 규제책 역시 마찬가지의 결론을 내릴 수 있다.
이규호, "2021년 개정 부정경쟁방지법상 데이터의 부정사용행위의 판단기준에 대한 연구", 중앙법학, 제24집 제2호(2022), 84면.

가 있는 데이터에 한하여 보호하고, 데이터생산자가 부주의로 유출한 것을 무단 이용하는 경우에는 보호하지 아니하며, 침해 방법이 특히 위법한 때에 한하여 보호한다는 점에서 재산권 내지 소유권 설정이 아닌 불법행위법적 보호라 볼 수 있다. 따라서 이 규정은 간접적으로 데이터 오너십을 도입하지 아니함을 전제하는 셈이다.[134]

---

134 이동진, "데이터의 법적 성질과 오너십", 『데이터법』, 세창출판사, 2022, 107면.

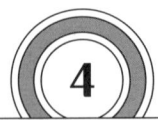

「산업디지털전환법」
산업데이터의 사용·수익권 인정

　인공지능, 빅데이터와 같은 디지털 기술을 제조업 등 산업 전반에 적용하는 산업의 디지털 전환이 전 세계적으로 확산되고 있는 가운데, 산업데이터 활용의 주요성도 더욱 높아지고 있다. 「산업디지털전환법」은 산업 전반에 걸친 디지털 기술 적용 활성화를 위해, 산업데이터의 개념을 정의하고, 이에 관한 활용·보호 원칙을 제시하여 기업의 불확실성을 해소하고, 산업데이터의 활용을 활성화하기 위해 제정되었다.[135]

　'산업데이터'란 산업활동 과정에서 생성 또는 활용되는 것으로서 광(光) 또는 전자적 방식으로 처리될 수 있는 모든 종류의 자료 또는 정보를 말한다(동 법 제2조 제1호). 그리고 '산업데이터 생성'이란 산업활동 과정에서 인적 또는 물적으로 상당한 투자와 노력을 통하여 기존에 존재하지

135　제정 이유 https://www.law.go.kr/lsInfoP.do?lsiSeq=238859&lsId=&efYd=20220705&chrClsCd=010202&urlMode=lsEfInfoR&viewCls=lsRvsDocInfoR&ancYnChk=0# (최종 검색일: 2023. 4. 15.)

아니하였던 산업데이터가 새롭게 발생하는 것(산업데이터의 활용을 통하여 독자성을 인정할 수 있는 새로운 산업데이터가 발생하는 경우를 포함한다.)을 말하며(동 법 제2조 제2호), '산업데이터 활용'이란 산업데이터의 수집, 연계, 저장, 보유, 가공, 분석, 이용, 제공, 공개 및 그 밖에 이와 유사한 행위를 말한다(동 법 제2조 제3호).

「산업발전법」 제2조, 「산업발전법」 시행령 [별표 1]에 따르면, 의료기관(병원, 의원)도 산업의 범위에 포함되므로, 의료기관이 생성한 의료데이터는 동 법의 적용을 받는다.[136]

「산업디지털전환법」에서 의료기관의 권리와 관련된 조항은 산업데이터의 사용·수익권을 규정하고 있는 제9조이다. 산업데이터를 생성한 자는 해당 산업데이터를 활용하여 사용·수익할 권리를 가진다(제1항). 산업데이터를 2인 이상 공동으로 생성한 경우에는 각자에게, 산업데이터가

---

136 「산업디지털전환법」
제2조(정의) 이 법에서 사용하는 용어의 뜻은 다음과 같다.
1. "산업데이터"란 「산업발전법」 제2조에 따른 산업, 「광업법」 제3조제2호에 따른 광업, 「에너지법」 제2조제1호에 따른 에너지 관련 산업 및 「신에너지 및 재생에너지 개발·이용·보급 촉진법」 제2조제1호 및 제2호에 따른 신에너지 및 재생에너지 관련 산업의 제품 또는 서비스 개발·생산·유통·소비 등 활동(이하 "산업활동"이라 한다) 과정에서 생성 또는 활용되는 것으로서 광(光) 또는 전자적 방식으로 처리될 수 있는 모든 종류의 자료 또는 정보를 말한다.
「산업발전법」
제2조(적용 범위) 이 법은 다음 각 호의 업종 중 대통령령으로 정하는 업종(이하 "산업"이라 한다)에 대하여 적용한다. 다만, 「중견기업 성장촉진 및 경쟁력 강화에 관한 특별법」 제2조제1호에 따른 중견기업에 대한 지원의 경우에는 모든 업종에 대하여 적용한다.
1. 제조업
2. 제조업의 경쟁력 강화와 밀접하게 관련되는 서비스업
「산업발전법」 시행령 [별표 1] 산업의 범위
병원(861), 의원(862), 기타 보건업(869, 정보통신기술을 활용한 원격의료서비스 및 요양서비스의 경우에만 해당한다).

제3자에게 제공된 경우 산업데이터를 생성한 자와 제3자 모두에게 사용·수익권이 귀속되는 것이 원칙이다(제2항, 제3항). 다만, 공동 생성한 경우와 제3자 제공의 경우에는 당사자 간 약정에 따라 달리 정할 수 있다(제2항 단서, 제3항 단서). 누구든지 산업데이터를 생성하거나 제공받은 자의 사용·수익권을 공정한 상거래 관행이나 경쟁 질서에 반하는 방법으로 침해해서는 아니 되며, 위반 시 그 손해를 배상할 책임을 진다(제9조 제4항, 제7항).

「산업디지털전환법」은 산업데이터의 사용·수익권 개념을 최초로 도입하였다. 산업데이터가 경제적 가치를 지닌 무형의 성과로서 보호대상에 해당함을 명시함으로써, 각 주체들이 적극적으로 산업데이터 생성을 위한 투자를 하도록 유인하고, 스스로 보호활동을 하도록 유도하기 위함이다. 법문상으로만 보면, "사용·수익권"을 배타적 지배권인 물권으로 해석할 여지도 있다. 그러나 사용·수익권의 귀속 및 내용이 사실상 당사자 간 계약에 따라 전적으로 결정될 수 있고, '공정한 상거래 관행이나 경쟁 질서에 반하는 방법'으로 권리가 침해되고 침해자에게 귀책사유가 인정되는 경우에만 손해배상을 청구할 수 있을 뿐, 침해행위에 대한 금지청구권 또는 산업데이터의 반환이나 삭제를 요구할 수 있는 권리를 별도로 규정하고 있지 않다는 점 등을 종합해보면, 여기에서의 사용·수익권은 단순히 데이터 사용과 수익에 따른 이익을 향유할 수 있다는 의미일 뿐, 별도의 재산권을 창설한 것은 아닌 것으로 보인다.

또, 본 조는 최종산물인 데이터를 관리할 사람이 데이터 생성에 상당히 기여한 사람들과 어떻게 보상할지, 누가 이용할지를 약정으로 미리 정할 유인을 갖게 한다. 그리고 바로 그러한 약정을 촉진하는 데 이 규정의 진

정한 의도가 있다고 할 것이다.[137]

한편, 산업통상자원부는 「산업디지털전환법」 제10조 제2항[138]을 근거로 『산업데이터 계약 가이드라인』을 마련하였다.[139] 『산업데이터 계약 가이드라인』은 데이터 사용·수익권자의 권리를 보호하고, 이해관계자 간 계약을 통해 데이터 활용을 촉진할 목적으로 거래 계약 체크리스트, 표준계약서, 국외이전 유의사항, 업종별 사례 등을 제공한다. 업종별 사례를 보면, 제조업종, 조선업종, 에너지 업종, 자동차 업종, 디지털헬스 업종 총 5가지 업종으로 구분하여 각각의 사례유형과 유의사항을 자세히 안내한다. 여기서 디지털헬스 업종은 ① 가명 처리된 의료데이터, ② 개인이 직접 생성한 건강정보, ③ 보건의료 연구데이터, 이 세 가지 사례로 나누어 설명한다.

헬스케어 산업에서 가장 핵심이 되는 데이터는 의료기관이 생성한 의료데이터라 할 수 있는데, 그동안 의료기관 입장에서는 데이터의 가치산정이 어렵고, 사용·수익권 분배 및 책임소재의 불분명함 등의 이유로 데이터 거래에 소극적일 수밖에 없었다. 이러한 상황에서 「산업디지털전환법」은 사용·수익권을 명문으로 보장하고, 거래당사자 간 계약체결을 적

---

137 이동진, "데이터의 법적 성질과 오너십", 『데이터법』, 세창출판사, 2022, 109면.
138 제10조(산업데이터 활용 촉진)
② 산업통상자원부장관은 제9조에 따른 산업데이터 활용 및 보호 원칙을 준수하도록 하고, 같은 조 제5항에 따른 계약의 체결을 촉진하기 위하여 관계 중앙행정기관의 장과 협의를 거쳐 산업데이터 활용 계약에 관한 지침을 마련할 수 있다.
139 산업통산자원부, 『산업데이터 계약 가이드라인』(2023. 1. 9.)
https://www.motie.go.kr/motie/py/td/Industry/bbs/bbsView.do?bbs_seq_n=210369&bbs_cd_n=72&currentPage=1&search_key_n=&cate_n=&dept_v=&search_val_v= (최종 검색일: 2023. 4. 15.)

극 장려하면서 그 명확한 지침을 마련함으로써, 법적 불확실성을 어느 정도 해소해주고 있다는 점은 긍정적으로 평가할 만하다.

다만, 의료데이터는 제조업, 조선업 등 일반적인 산업데이터와 구별되는 특수한 문제가 존재한다. 데이터 대부분이 개인정보, 특히 개인의 건강정보로서 민감정보에 해당할 뿐만 아니라(「개인정보보호법」 제23조), 「의료법」과 「생명윤리법」의 적용을 받기 때문에 이들 법률 규정 간 충돌 및 저촉 문제가 발생할 수 있다. 『산업데이터 계약 가이드라인』에서도 의료데이터의 이러한 특수한 문제를 지적하고, 계약 체결 시 유의사항 등을 자세히 안내하고 있다. 하지만 법률 간의 불분명한 관계를 관련 소관부처(보건복지부)가 아닌 산업통상자원부가 법적 구속력이 없는 가이드라인을 통해 정하는 것은 타당하지 않은 측면이 있다. 따라서 궁극적으로는 의료데이터 전반을 아우르는 체계적이고 종합적인 법률을 제정하여 복잡한 법률관계를 정리하고, 이를 바탕으로 소관부처인 보건복지부가 별도의 거래 가이드라인을 만드는 것이 바람직할 것으로 보인다.

「부정경쟁방지법」 데이터 부정사용행위 금지

1. 부정경쟁행위의 한 유형으로 신설

2021년 12월 7일 개정되어 2022년 4월 20일 시행된 「부정경쟁방지법」은 거래 목적으로 생성한 데이터를 부정 취득 사용하는 행위를 부정경쟁행위의 한 유형으로 규정하였다(제2조 제1호 카목). 국내 데이터 산업발전과 기업성장을 위한 노력의 일환으로, 안심하고 데이터를 거래 유통할 수 있는 환경을 구축하기 위한 것이 목적이다.[140]

이 법에서 보호하는 데이터는 「데이터산업법」 제2조 제1호에 따른 '데이터' 중 "㉠ 업으로서 특정인 또는 특정 다수에게 제공되는 것으로, ㉡ 전자적 방법으로 상당량 축적·관리되고 있으며, ㉢ 비밀로서 관리되고 있지

---

140 일본의 경우도 빅데이터 시대에 데이터보호를 위한 대응방안으로, 2018년 「부정경쟁방지법」 개정을 통해 한정제공데이터의 부정취득·사용·공개행위를 부정경쟁행위로 규정하였는데, 본 조항은 이러한 일본의 개정 규정을 입법모델로 한다.

않은 ㉣ 기술상 또는 영업상의 정보"로 한정된다. 따라서 웹사이트를 운영하는 기업이 사이트에 가입한 회원으로 한정하여 경제적 이익을 목적으로 제공하는 데이터는 보호대상에 포함될 수 있으나, 누구나 접근·활용할 수 있는 데이터는 보호대상에 포함되지 않는다. 과도한 규제는 오히려 데이터 거래의 활성화에 장애가 되기 때문이다.[141]

또한, 전자적 방법으로 관리되고 있지 않은 데이터, 비밀로서 관리되고 있는 데이터, 기술상·영업상의 정보 외의 정보를 담고 있는 데이터는 이를 부정하게 사용하더라도 데이터 부정사용행위에 해당하지 않는다.

부정쟁행위의 구체적인 유형은 「부정경쟁방지법」 제2조 제1호 카목에서 ① 접근권한이 없는 자가 데이터를 부정하게 취득하거나 그 취득한 데이터를 사용·공개하는 행위, ② 접근권한이 있는 자가 부정한 목적으로 데이터를 제3자에게 제공하거나 사용·공개하는 행위, ③ 무권한자의 데이터 부정 취득 등 행위 또는 접근권한 있는 자의 부정 목적 데이터 제공 등 행위가 개입된 사실을 알고 데이터를 취득하거나 그 취득한 데이터를 사용·공개하는 행위 ④ 데이터의 기술적 보호조치를 무력화하는 행위, 이렇게 4가지 유형으로 정한다. 따라서 「부정경쟁방지법」상 데이터를 부정한 목적으로 사용한다고 하더라도 모든 행위가 부정사용행위에 해당하는 것은 아니며, 본 조 카목에서 정하고 있는 어느 하나의 행위에 해당하는 경우에만 데이터 부정사용행위에 해당한다.

이러한 데이터 부정사용행위는 부정경쟁행위의 하나로서, 그 행위의

---

141 특허청 보도자료, "데이터 거래질서 확립을 위한 개정 부정경쟁방지법 시행 – 특허청, 개정 부정경쟁방지법 관련 온라인 설명회 개최(4. 20.)"(보도일자: 2022. 4. 19.)

금지 또는 예방을 청구할 수 있고(제4조). 고의 또는 과실에 의한 부정경쟁행위에 대해 손해배상청구를 할 수 있다(제5조). 신용이 실추된 경우, 손해배상에 갈음하거나 손해배상과 함께 신용회복을 청구할 수도 있으며(제6조). 더 나아가 특허청에 행정조사를 신청하여 시정권고·공표 등의 구제조치도 받을 수 있게 된다(제7조 및 제8조). 형사처벌은 앞서 살펴본 부정경쟁행위 중 ①~③까지는 해당하지 않고, ④ 기술적 보호조치를 무력화하는 행위에 한하여 3년 이하의 징역 또는 3,000만 원 이하의 벌금에 처하도록 한다(제18조 제3항 제1호).

2. 「데이터산업법」과의 관계

「데이터산업법」 제정 및 「부정경쟁방지법」 개정을 위한 국회의 입법과정에서 과학기술정보통신부와 특허청 사이의 협의를 통해 「데이터산업법」에는 데이터 보호의 일반원칙에 관한 선언적 규정을 두고, 부정사용행위의 구체적인 내용과 구제조치는 「부정경쟁방지법」에 규율하는 것으로 기본적인 합의가 이루어진 것으로 파악되었다.[142]

이러한 합의를 반영한 결과로 「데이터산업법」 제12조 제2항 및 제3항과 「부정경쟁방지법」 제2조 제1호 카목이 입법되었고, 2022년 4월 20일에 동시 시행되었다.

---

142 채수근, "부정경쟁방지 및 영업비밀보호에 관한 법률 일부개정법률안(김경만 의원 대표발의(의안번호 제2107535호)) 검토보고서", 2021. 3., 7면.

3. 보충적 일반조항인 성과도용행위와의 관계

현행「부정경쟁방지법」제2조 제1호 파목은 "그 밖에 타인의 상당한 투자나 노력으로 만들어진 성과 등을 공정한 상거래 관행이나 경쟁 질서에 반하는 방법으로 자신의 영업을 위하여 무단으로 사용함으로써 타인의 경제적 이익을 침해하는 행위"를 부정경쟁행위의 한 유형으로 정하고 있다.

이러한 성과도용행위 조항은 새로이 등장하는 경제적 가치를 지닌 무형의 성과를 보호하고 입법자가 부정경쟁행위의 모든 행위를 규정하지 못한 점을 보완하여, 법원이 새로운 유형의 부정경쟁행위를 좀 더 명확하게 판단할 수 있도록 함으로써, 변화하는 거래관념을 적시에 반영하여 부정경쟁행위를 규율하기 위한 보충적 일반조항이다.[143]

데이터는 새롭게 등장한 경제적 가치를 지닌 무형의 성과에 해당하고, 데이터의 무단 이용은 새로운 가치에 대한 부정경쟁행위로서 변화하는 거래관념의 반영이어서, 데이터는 위 파목에 잘 부합하는 대상이다.[144] 「부정경쟁방지법」제2조 제1호 카목 신설 이전 법원 또한 타인이 영업 목적으로 공개한 데이터를 무단으로 수집하여 제3자와 거래하거나, 상업적 목적으로 활용한 행위에 대해 보충적 일반조항을 근거로 '부정경쟁

143　대법원 2020. 3. 26. 선고 2016다276467 판결.
144　김창화, "지식재산권법에 의한 데이터의 보호",「데이터법」, 세창출판사, 2022, 353면.

행위'로 판결을 한 바 있다.[145]

「부정경쟁방지법」 개정을 통해 데이터 부정사용행위 유형(카목)을 신설한 것은 법에서 규정한 것을 제외하고는 부정경쟁행위로 볼 수 없다는 취지로 해석될 수 있다. 따라서 새로 도입된 데이터 부정사용행위 요건에 해당하지 않는 경우, 과연 보충적 일반조항(파목)으로 포섭하여 부정경쟁행위라고 인정할 수 있을 것인지에 대해서는 추가 논의가 필요할 것으로 보인다.

---

145 ① 골프존 사건: A 사가 타 골프장의 조경·코스를 이미지 데이터로 무단 생성하여 스크린 골프장 운영업체에 제공한 사안에서, 대법원은 상당한 투자나 노력의 성과물인 '이미지'를 공정한 상거래 관행이나 경쟁 질서에 반하는 방법으로 무단 사용한 행위는 부정경쟁행위에 해당한다고 인정하였다(대법원 2020. 3. 26. 선고 2016다276467 판결).
② 사람인 사건: 크롤링(크롤러라는 자동화된 방법으로 지정된 특정 웹사이트 또는 불특정 다수의 웹사이트를 방문하여 각종 정보를 기계적으로 복제한 후 이를 별도의 서버에 저장하는 기술)이 문제가 된 사안에서, 데이터 운영주체는 상대방의 행위를 「저작권법」상의 데이터베이스제작자 권리침해에 해당함과 동시에 「부정경쟁방지법」상 성과도용행위라고 주장하였고, 일부 하급심 법원에서는 그 주장을 받아들이기도 하였다(서울지방법원 2016. 2. 17. 선고 2015가합517982 판결).

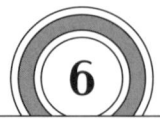

기존 지적재산권법 체계에 의한 보호

1. 「저작권법」에 의한 보호

1) 편집저작물 보호

데이터는 「저작권법」상 "저작물이나 부호·문자·음·영상 그 밖의 형태의 자료(이하, "소재"라 한다)의 집합물"인 편집물로 볼 수 있다(제2조 제17호). 그리고 편집물인 데이터가 "그 소재의 선택·배열 또는 구성에 창작성이 있다면" 편집저작물로 보호받을 수 있다(제2조 제18호, 제6조).

2) 데이터베이스제작자의 권리

"'데이터베이스'란 소재를 체계적으로 배열 또는 구성한 편집물로서 그 소재에 접근하거나 그 소재를 검색할 수 있도록 한 것을 말한다(동 법

제2조 제19호)". 많은 양의 자료를 단순히 모아놓은 것만으로는 데이터베이스가 될 수 없고, 배열 또는 구성에 있어 체계성이 인정되어야 한다. 단순한 배열 이상이 되어야 하지만, 창작성까지는 요하지 않는다. 개별적으로 그 소재에 접근하거나 그 소재를 검색할 수 있도록 되어야 하는데, 원하는 특정 소재를 검색하기 위해 편집물 전체를 처음부터 끝까지 살펴볼 필요 없이 손쉽게 그 소재를 찾아낼 수 있도록 구성되어야 한다.

""데이터베이스제작자"란 데이터베이스의 제작 또는 그 소재의 갱신·검증 또는 보충(이하 "갱신등"이라 한다)에 인적 또는 물적으로 상당한 투자를 한 자"를 말한다(동 법 제2조 제20호). "데이터베이스제작자는 그의 데이터베이스의 전부 또는 상당한 부분을 복제·배포·방송 또는 전송할 권리를 가지며"(제93조 제1항), "데이터베이스의 제작을 완료한 때부터 5년간 존속된다."(제95조). 데이터베이스제작자의 권리는 "데이터베이스의 구성 부분이 되는 소재의 저작권 그 밖에 이 법에 따라 보호되는 권리에 영향을 미치지 아니한다."(제93조 제3항). 또, 원칙상 데이터베이스제작자의 권리는 그 "데이터베이스의 구성 부분이 되는 소재(데이터) 그 자체에 대하여 미치는 것"은 아니다(제93조 제4항).

요컨대, 데이터가 소재의 선택·배열 또는 구성에 창작성이 있다면 편집저작물로서 보호받고, 창작성이 없는 경우에는 데이터베이스로서 저작권에 준하는 보호를 받는다고 할 수 있다. 데이터의 종류에 따라 분류하자면, 공개데이터 중 정형데이터에 대한 보호 방법으로 의미가 있는 규정이다.

2. 「부정경쟁방지법」상 영업비밀 보호

비공개데이터의 경우 「부정경쟁방지법」상 영업비밀로서 보호받을 수 있다. ""영업비밀"이란 ① 공공연히 알려져 있지 아니하고(비밀성), ② 독립된 경제적 가치를 가지는 것으로(경제적 가치성), ③비밀로 관리된(비밀관리성) 생산방법, 판매방법, 그 밖에 영업활동에 유용한 기술상 또는 경영상의 정보(유용성)을 말한다."(동 법 제2조 제2호)

2019년 개정 전 「부정경쟁방지법」에서는 영업비밀로서 보호받기 위해서는 "상당한 노력" 내지 "합리적인 노력"으로 비밀로 관리될 것이 요구되었지만, 2019년 개정된 법에서는 그러한 요건을 삭제하여 영업비밀의 개념요건을 완화하였다. 한편, 영업비밀을 침해하는 부정경쟁행위에 대해서는 법률에서 6가지로 정하고 있다(동 법 제2조 제3호[146]).

---

[146] 3. "영업비밀 침해행위"란 다음 각 목의 어느 하나에 해당하는 행위를 말한다.
  가. 절취(竊取), 기망(欺罔), 협박, 그 밖의 부정한 수단으로 영업비밀을 취득하는 행위(이하 "부정취득행위"라 한다) 또는 그 취득한 영업비밀을 사용하거나 공개(비밀을 유지하면서 특정인에게 알리는 것을 포함한다. 이하 같다)하는 행위
  나. 영업비밀에 대하여 부정취득행위가 개입된 사실을 알거나 중대한 과실로 알지 못하고 그 영업비밀을 취득하는 행위 또는 그 취득한 영업비밀을 사용하거나 공개하는 행위
  다. 영업비밀을 취득한 후에 그 영업비밀에 대하여 부정취득행위가 개입된 사실을 알거나 중대한 과실로 알지 못하고 그 영업비밀을 사용하거나 공개하는 행위
  라. 계약관계 등에 따라 영업비밀을 비밀로서 유지하여야 할 의무가 있는 자가 부정한 이익을 얻거나 그 영업비밀의 보유자에게 손해를 입힐 목적으로 그 영업비밀을 사용하거나 공개하는 행위
  마. 영업비밀이 라목에 따라 공개된 사실 또는 그러한 공개행위가 개입된 사실을 알거나 중대한 과실로 알지 못하고 그 영업비밀을 취득하는 행위 또는 그 취득한 영업비밀을 사용하거나 공개하는 행위
  바. 영업비밀을 취득한 후에 그 영업비밀이 라목에 따라 공개된 사실 또는 그러한 공개행위가 개입된 사실을 알거나 중대한 과실로 알지 못하고 그 영업비밀을 사용하거나 공개하는 행위

영업비밀 침해에 대해서는 금지청구권을 행사할 수 있고(제10조), 고의 또는 과실에 의한 영업비밀 침해행위로 영업비밀 보유자의 영업상 이익을 침해한 경우 손해배상청구를 할 수 있다(제11조). 그 밖에 법원은 영업비밀 보유자의 신용회복에 필요한 조치를 명할 수 있다(제12조). 또, 부정한 이익을 얻거나 영업비밀 보유자에 손해를 입힐 목적으로 영업비밀을 취득·사용, 누설, 무단유출, 반환거부 등의 행위, 절취·기망·협박, 그 밖의 부정한 수단으로 영업비밀을 취득하는 행위, 위와 같은 행위를 알면서도 그 영업비밀을 취득하거나 사용하는 행위의 경우 형사처벌이 가능하다(제18조 제1항, 제2항).

의료기관
법적 권리의 과제

디지털 헬스케어 산업이 발전함에 따라 의료데이터의 중요성이 갈수록 커지고 있는 가운데, 의료기관은 민간 영역에서 방대한 양의 고품질 의료데이터를 생산하는 핵심 역할을 담당한다. 따라서 의료기관이 안심하고 데이터를 유통할 수 있도록 데이터에 대한 법적 권리를 분명히 하는 것은 의료데이터의 의미 있는 활용을 위해 반드시 필요한 작업이다.

데이터 경제가 활성화되고 데이터 거래 시장이 확대됨에 따라, 데이터에 대한 배타적이고 독립적인 권리를 인정할 수 있는가의 문제, 즉 데이터 오너십 논의가 대두되었다. EU에서는 2017년 데이터의 자유로운 흐름을 추진하기 위해 새로운 권리로서 데이터 소유권을 도입하여야 한다는 주장이 제기되어 다양한 논의가 이루어졌다. 그러나 데이터에 대하여 배타적 권리를 인정하게 되면, 거래비용을 증가시키고, 데이터에 내재된 저작권 등이 다른 권리와 충돌할 여지가 있는 등 여러 문제가 제기되면서 데이터 소유권 도입은 사실상 유보된 상태다. 한편, 현재 EU는 데이터 공유 촉진을 위해 데이터 소유권보다는 데이터 접근권을 더 중요하게 여긴다. 이에 따라 「GDPR」 제20조에서 개인정보에 대한 데이터 이동권을 보장하기 시작하였고, 대상 범위를 점차 확대해나가고 있다.

우리 「민법」상 소유권은 물건을 전제로 하는데, 제98조에서 물건이란 "유체물 및 기타 관리할 수 있는 자연력"을 말한다. 데이터는 무체물이며, 비배제성 및 비경합성의 성질로 인해 관리할 수 있는 자연력에 포함시킬 수 없으므로, 현재 「민법」상 소유권의 대상이 될 수 없다.

데이터 오너십 논의가 활발히 이루어지면서, 우리나라에서도 데이터 보호에 관련된 여러 법률안이 발의되었다. 현재 「데이터산업법」과 「산업디지털전환법」이 제정되어 시행 중인데, 「데이터산업법」은 제12조에서 데이터 자산의 보호를, 「산업디지털전환법」은 제9조에서 산업데이터의 사용·수익권을 각 규정한다. 그런데 위 규정 모두 데이터에 독자적인 권리를 보호하는 방식이라기보다는 행위금지규정 형식을 취하고 있는 점에서, 우리나라 입법 태도가 데이터 오너십을 부정하는 것임을 간접적으로 밝힌 것으로 보인다.

「데이터산업법」과 「산업디지털전환법」이 제정되기 전에는 데이터를 직접 보호대상으로 하는 법률이 없었기 때문에, 데이터가 지적재산권법의 개별요건을 충족시키는 경우에 한해 그 법에 따라 보호받을 수 있을 뿐이었다. 예를 들어, 공개데이터 중 정형데이터는 「저작권법」에 따라 데이터를 체계화(소재의 선택·배열 또는 구성)하는데 창작성이 인정되는 경우 편집저작물로서, 창작성이 없는 경우 데이터베이스제작자의 권리로 보호받을 수 있었다. 또한 비공개 정형·비정형데이터는 「부정경쟁방지법」상 영업비밀의 요건을 충족시키는 경우, 영업비밀로서 보호를 받았다.

한편, 공개데이터 중 비정형데이터와 관련해서는 명시적인 규정이 없었기 때문에, 판례는 「부정경쟁방지법」상 성과도용행위 요건을 검토하여 데이터를 보호하고자 하였다. 그런데 이는 법의 보충적 일반조항에 근거한 것으로 향후 발생할 수 있는 다양한 형태의 무단사용행위를 적절히 제재하기에는 한계가 있으므로, 최근 법 개정을 통해 데이터 부정사용행위를 부정경쟁행위의 한 유형으로 규정하게 된 것이다.

「부정경쟁방지법」상 데이터 부정사용행위 규정은 「데이터산업법」과 직접적인 관련이 있다. 즉, 「데이터산업법」은 데이터 자산의 부정사용 등 행위에 관한 사항은 「부정경쟁방지법」에서 정한 바에 따른다고 규정하였고, 「부정경쟁방지법」상 데이터부정사용행위에서의 데이터는 「데이터산업법」상의 데이터를 전제로 하고 있는 것이다. 이는 입법 논의과정에서 「데이터산업법」은 데이터 보호의 일반원칙에 관한 선언적 규정을 두고, 부정사용행위의 구체적인 내용과 구제조치는 「부정경쟁방지법」에 의해 규율하는 것으로 합의한 결과가 반영된 것이라 할 수 있다.

지금까지 논의한 내용을 바탕으로 데이터 보호와 관련된 법률들을 정리하면 도표 〈6-1〉과 같다.[147]

의료데이터는 대부분 「개인정보보호법」상 건강정보로서 민감정보에 해당한다(제23조). 따라서 환자는 이러한 의료데이터에 대하여 인격권인 개인정보자기결정권을 행사할 수 있지만, 재산권적 성격을 가지는 의료기관의 데이터에 대한 권리를 배제할 수는 없을 것이다. 권리의 성질과 작용 국면이 서로 다르기 때문이다. 따라서 의료기관은 환자의 개인정보자기결

---

[147] 「데이터산업법」 "형사처벌, 행정제재 가부"에 대해서는 (주 133)에 따라 정리하였다.

정권과 별개로 데이터에 대한 독립적인 권리를 보호받을 수 있게 된다.

〈6-1〉 데이터 보호와 관련된 법률 및 법 조항

	「데이터산업법」	「산업디지털전환법」	「저작권법」		「부정경쟁방지법」		
보호대상 (행위규제 대상)	데이터 자산의 부정 사용행위 (제12조)	산업데이터의 사용수익권 (제9조)	편집저작물 저작권 (제6조) / 데이터베이스제작자의 권리 (제93조)	데이터 부정사용 행위 (제2조 제1호 카목)	영업비밀 침해행위 (제2조 제3호)	타인성과 도용행위 (제2조 제1호 파목)
보호 방식	행위규제 방식	행위규제 방식	권리보호 방식	행위규제 방식	행위규제 방식	행위규제 방식
비공개 필요	×	×	×	×	○	×
데이터 유형			공개 정형 데이터	공개 비정형 데이터	비공개 정형·비정형 데이터	
손해배상	○ [입증 책임 전환 (제42조)]	○	○	○	○	○
형사처벌	×	×	○	× [단, 기술적 보호조치 무력화 ○]	○	×
행정조사 및 시정권고 등	× [단, 데이터 사업자에 대한 시정권고 (제44조)]	×	×	○ (제7조, 제8조)	×	×

의료데이터는 대부분 「개인정보보호법」상 건강정보로서 민감정보에 해당한다(제23조). 따라서 환자는 이러한 의료데이터에 대하여 인격권인 개인정보자기결정권을 행사할 수 있지만, 재산권적 성격을 가지는 의료기관의 데이터에 대한 권리를 배제할 수는 없을 것이다. 권리의 성질과 작용국면이 서로 다르기 때문이다. 따라서 의료기관은 환자의 개인정보자기결정권과 별개로 데이터에 대한 독립적인 권리를 보호받을 수 있게 된다.

「데이터산업법」, 「산업디지털전환법」, 「부정경쟁방지법」은 모두 권리보호방식이 아닌 행위규제방식을 따르고 있다. 따라서 의료기관은 타인이 의료기관의 데이터(또는 데이터 자산)를 부정경쟁행위로서 부정사용하거나, 사용수익권을 공정한 상거래 관행이나 경쟁 질서에 반하는 방법으로 침해한 경우에 한해, 손해배상청구 등을 할 수 있다. 또, 의료기관이 생성한 데이터가 편집저작물이나 데이터베이스에 해당한다면 「저작권법」에 따라, 영업비밀에 해당한다면 「부정경쟁방지법」에 따라 보호받을 수도 있을 것이다.

한편, 의료기관이 생성하는 의료데이터 중 특히 진료기록부는 「의료법」 제21조에 따라 환자의 개인정보에 의료인의 전문지식과 판단이 가미되어 새롭게 생성된 데이터로 볼 여지가 크다. 따라서 EU가 데이터 거래 촉진을 위해 데이터 소유권 도입을 유보하고 대신 데이터 이동권을 인정하는 것과 마찬가지로, 우리나라에서도 의료데이터에 대한 전송요구권을 도입하는 경우, 의료기관의 권리보호 측면에서 진료기록부를 전송요구 대상 정보에 포함시킬 수 있을 것인지 추가적인 검토가 반드시 필요할 것이다.

제7장

의료데이터 활용을 위한 기술적 과제

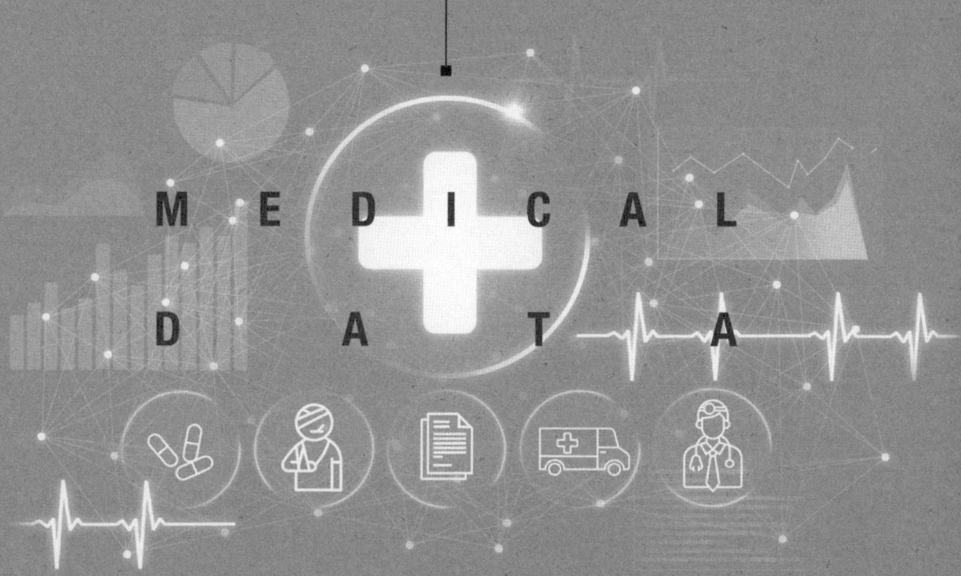

신 호 은

숙명여대, 법학박사

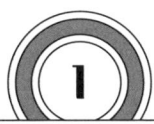

의료데이터 활용에 대한 패러다임 전환

전 세계적으로 개인정보보호 문제와 부딪히며 난항을 겪어온 의료데이터 활용 담론은 COVID-19를 계기로 전환점을 맞고 있다. COVID-19 시대를 겪으며 비대면 의료의 활성화 이슈, 건강에 대한 관심 증가는 오히려 개인의 민감정보 유출이라는 리스크를 안고 있었던 의료데이터 활용의 문제를 미래 고부가가치를 창출할 수 있는 각국의 국가산업으로 관점을 전환하기에 이르렀다. 게다가 개인의 입장에서는 본인의 데이터를 제공하여 건강정보를 얻거나 건강 예방 대책을 계획할 수 있는 기회로 여기고 있다. 해외의 연구사례에서도 나타나듯이 COVID-19를 기점으로 개인의 의료데이터 공유에 대한 긍정적 인식이 증가하였다.[148]

---

148 Summers C et al., Understanding the Security and Privacy Concerns About the Use of Identifiable Health Data in the Context of the COVID-19 Pandemic: Survey Study of Public Attitudes Toward COVID-19 and Data-Sharing, JMIR Form Res 6(7), 2022, pp. 6-7.

이러한 세계적인 흐름은 국내에서도 예외가 아니다. 우리나라는 전 국민의 국민건강보험 가입으로 형성된 데이터와 병원 전산자료를 기반으로 의료데이터 산업을 이끌 조건을 갖추고 있다. 국민건강보험공단 데이터, 건강보험심사평가원 데이터를 비롯하여 비교적 전산화된 자료가 잘 구축된 병원의 전자의무기록(EMR), 의료영상전송시스템(PACS), 처방전달시스템(OCS)이 있다. 뿐만 아니라, 민간 기업이나 개인을 중심으로 웨어러블 디바이스나 SNS 등을 통해 방대한 의료데이터를 형성하고 있다. 이는 말 그대로 의료 빅데이터를 구축하고 있는 셈이다. 더욱이 우리나라 국민의 80% 이상은 보건의료 분야에서 공익목적으로 개인정보를 제공할 의향이 있다고 답변하였을 정도로 의료데이터 활용에 대한 관심이 점차 증가하고 있다.[149]

한편, 최근에는 의료데이터를 의미 있게 활용하고 촉진할 수 있는 기술의 역할에 대한 논의가 확장되고 있다. 데이터의 잠재적 가치를 발굴하는 작업은 기술을 활용하여 효율적으로 진행할 수 있다는 믿음과 함께, 실제로 몇몇 국가에서는 이미 기술을 활용하여 의료데이터의 부가가치를 창출하고 있다. 4차 산업혁명의 선도적 위치에 있는 우리나라는 의료데이터를 활용할 수 있는 기술적 기반이 형성되어 있음에도 불구하고, 의료데이터는 개인의 민감정보를 담고 있다는 우려가 지속적으로 제기되는 상황에서 안전성의 문제와 활용의 문제가 첨예하게 대립하고 있다. 하지만, 앞서 언급하였듯이 일부 국가에서는 기술을 통해 두 가지 관점을 모두 충족한 의료데이터 활용의 논의가 의미 있게 발전하고 있는 양

---

149 보건복지부, "보건의료데이터·인공지능 혁신전략", 2021, 1면 참조.

상을 보인다.

따라서 앞으로는 이러한 상황을 토대로 의료데이터 활용과 촉진을 위한 기술적 현황을 검토하고 나아갈 방향을 살펴보고자 한다. 다만, 의료데이터 활용 및 촉진을 위해 적용되는 기술은 무수히 많기 때문에, 제한된 지면상 이들 모두를 다루기는 어렵고 대체로 의료데이터 활용과정(Collection, Processing, Delivery)에서 중점적으로 논의되는 기술 위주로 검토한다.

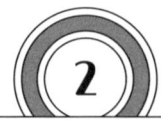

의료데이터 활용을 위한 기술적 논의의 기초

1. 의료데이터 활용의 의미와 기술의 역할

의료데이터를 활용한다는 것은 원재료인 데이터를 의미 있는 정보로 전환하는 것을 의미한다. 여기에서 데이터(Data)는 원재료(Raw Material)로서의 의미를 갖고 있지만, 정보(Information)는 데이터를 가공하여 의미 있는 맥락을 구성한다는 점에서 구분이 가능하다.[150] 데이터(Data)-정보(Information)-지식(Knowledge)-지혜(Wisdom)의 계층적 구조를 의미하는

---

150 그러나 실정법상 데이터와 정보의 정의는 명확히 구분되는 것으로 보이지 않는다. UK 「GDPR」과 EU 「GDPR」에서 규정하는 개인 데이터(Personal data)는 "신원이 확인되거나 식별 가능한 자연인과 관계된 모든 정보(any information)"라고 되어 있고, 국내 「보건의료기본법」상 보건의료정보는 사실상 원재료인 데이터를 비롯한 그와 관련된 정보나 지식까지 포함한다. 따라서 이론상으로는 데이터와 정보를 구분하지만, 실정법상 두 개념은 혼용되어 사용되고 있다. 데이터와 정보의 구분에 관해서는 다음을 참조하기 바란다.
Raphaël Gellert, Comparing definitions of data and information in data protection law and machine learning: A useful way forward to meaningfully regulate algorithms?, Regulation & Governance, John Wiley & Sons, vol. 16(1), 2022, pp. 156-158.

소위 'DIKW'구조를 통해, 의료데이터는 정보의 영역에서 더 나아가 지식과 지혜로 확장할 수 있는 가능성을 내포한다.

〈7-1〉 DIKW 피라미드[151]

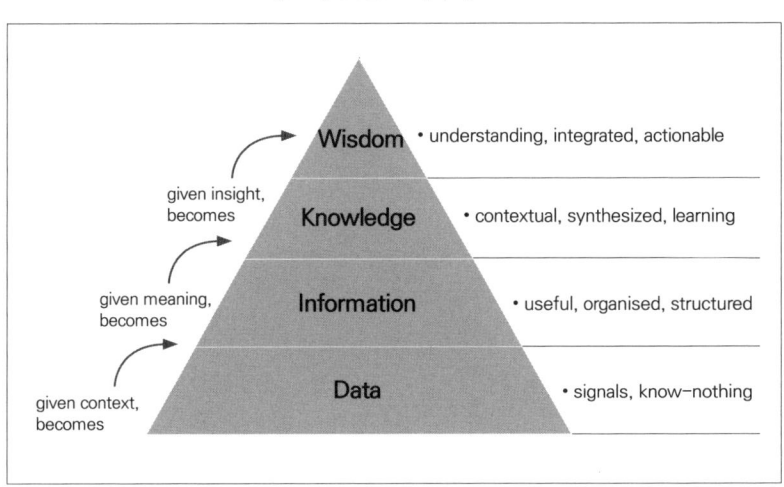

그러나 의료데이터 활용의 문제는 단순히 이론적 설명으로만 논의되는 것은 아니며, 변화하는 시대적 및 사회적 배경에서 그 실질적인 의미를 찾을 수 있다. 4차 산업혁명의 기술이 발전함에 따라 의료데이터의 활용 기회는 확장되고 있기 때문이다. 이러한 의료데이터 활용의 확장구조는 기술을 접목하여 더욱 큰 부가가치를 창출할 수 있으며, 이와 같은 기술 기반 의료데이터 활용의 중요성은 점차 강조되고 있다.

한편, 기술 기반 의료데이터의 의미는 의료데이터 활용을 위해 기술을 적용하는 것을 의미하는데, 이는 전 세계적으로 각광받는 디지털 헬스

151　출처: IT위키

(Digital Health)의 개념과 유사하다. 세계보건기구(World Health Organization, 이하 WHO)는 의료데이터 활용의 전환점이 되었던 COVID-19 이전에도 기술 기반의 의료데이터 활용으로 디지털 헬스의 의미를 언급하였다. 그러나 디지털 헬스의 용어는 WHO뿐만 아니라 미국의 FDA를 비롯하여 우리나라에서도 언급된 바 있으며, 이는 WHO가 정의한 것과 유사하다.

WHO에서 정의하는 디지털 헬스는 "건강을 개선하기 위한 디지털 기술의 개발과 사용에 관한 지식 및 실천 분야"라고 정의할 수 있는데, 이 용어는 "건강 및 건강 관련 분야를 위한 정보통신 기술의 사용"을 의미하는 eHealth의 의미도 포함한다.[152] 한편, 모바일 헬스(mHealth)는 eHealth를 구성하는 하위 집합으로 볼 수 있고, "건강을 위한 모바일 무선기술의 사용"으로 정의되기도 한다.[153] 최근에는 여기에서 더 확장하여 "빅데이터(Big Data), 유전체학(Genomics) 및 인공지능(AI)과 같은 고급 컴퓨팅 과학의 사용과 같은 신흥영역(Emerging Areas)뿐만 아니라 eHealth(mHealth 포함)를 망라한 포괄적인 용어"로 정의되고 있다.[154]

종합해보면 디지털 헬스는 eHealth와 mHealth의 개념을 모두 포괄하며, 정보통신기술(ICT)을 근간으로 형성된 개념이지만, 최근 발전하는 4차 산업혁명의 핵심기술인 빅데이터, 사물인터넷(IOT), 클라우드 및 플랫폼 시스템, 블록체인 시스템 등을 활용하여 의미 있는 가치를 창출할 수

---

152 WHO, WHO GUIDELINE: RECOMMENDATIONS ON DIGITAL INTERVENTIONS FOR HEALTH SYSTEM STRENGTHENING, 2019, p. ix, 91; WHO, Global strategy on digital health 2020-2025, 2021, p. 11.

153 WHO, WHO GUIDELINE: RECOMMENDATIONS ON DIGITAL INTERVENTIONS FOR HEALTH SYSTEM STRENGTHENING, p. ix.

154 Ibid., p. ix.

있다는 점에서 의미가 있다.

2. 의료 스마트 데이터로의 패러다임 전환

의료데이터는 개개의 데이터보다 대용량 데이터의 활용 가치가 더욱 크다. 이는 곧 의료 빅데이터의 높은 활용 가치를 의미한다. 빅데이터란 "기존의 소프트웨어나 인터넷 기반 플랫폼을 사용하여 관리할 수 없을 정도의 대용량 데이터"를 의미한다.[155] 그러나 현재는 용량(Big or Volume)에 초점을 둔 의료 빅데이터 논의에 그치지 않고, 이를 기반으로 확장하여 의료 스마트 데이터 논의로 패러다임이 전환하고 있다. 스마트 데이터는 효용 가능성과 실행 가능성이 높은 데이터를 의미하기 때문에, 수요자 중심의 신속한 활용이 가능하다는 점에서 의료데이터 활용의 방향성과 일치한다.

이러한 접근은 보건복지부가 2021년 발행한 『보건의료데이터·인공지능 혁신전략』에서의 데이터 활용 생태계 혁신 방향과 일치한다. 기존에는 데이터를 일단 모으는 것에 초점을 맞췄다면, 현재는 활용을 위해 데이터를 구축하며, 현장중심의 표준화를 추구하는 등 보다 효용가치가 높은 데이터로의 전환이 이루어지고 있다.[156]

---

[155] Sabyasachi Dash et al., As the name suggests, 'big data' represents large amounts of data that is unmanageable using traditional software or internet-based platforms, Journal of Big Data volume 6, Article number: 54, 2019, p. 2.

[156] 보건복지부, 『보건의료데이터·인공지능 혁신전략』, 2021, 13면.

이러한 경향으로 인해 4차 산업혁명에 기반이 되는 IT 및 AI 기술은 의료 스마트 데이터를 구축함에 있어 필수적으로 요구되고 있다. 방대한 의료데이터를 활용하기 위해 일련의 과정을 거쳐 데이터 표준화를 기초로 생성하고, 수집하고, 분석하는 등의 데이터 처리 기술이 필요하다. 이를 바탕으로 의료데이터를 담는 그릇인 클라우드 시스템, 의료데이터의 교환과 공유의 매개체인 플랫폼과 각종 애플리케이션, IoT와 같은 4차 산업혁명의 기술이 제시되고 있다.

　한편, 이러한 상황은 COVID-19의 상황에서 위기의 시대에 신속하게 대응하기 위해서 그리고 전염병의 특성상 비대면 치료가 각광을 받으면서 더욱 강조되기 시작하였다. 다만, 이는 단편적인 현상은 아니며 이러한 데이터를 활용하고 분석한 것을 기반으로 국민의 건강 개선, 질병 예방 및 데이터 산업에서의 핵심 자원으로서 지속적으로 논의되고 있다.

3. 의료데이터 활용 과정에서 기술의 적용

　의료데이터를 활용하기 위한 전반적인 과정은 크게 세 단계로 분류할 수 있다. 첫 번째 단계는 국가, 의료기관, 개인, 민간기업 등으로부터 의료데이터를 수집한다(Collection). 두 번째 단계는 데이터를 처리하고 저장한다(Processing). 그리고 마지막으로 세 번째 단계는 이를 토대로 개인이나 기업, 병원 등이 관련 데이터에 접근하거나 전송하는 시스템을 거치는 것을 의미한다(Delivery).[157] 이 과정에서 각종 기술이 결합하여 의료데이터 활용을 위한 기초가 된다. 앞으로는 위에 언급한 의료데이터 활용 과정에서 적용되는 기술을 논의하고자 한다.

1) 의료데이터 수집 및 동의 과정에서 기술의 적용

의료데이터를 수집하기 위해 전제되는 것은 정보주체로부터 동의를 얻는 것이다. 「개인정보보호법」 제23조에 따르면, 건강과 같은 민감정보를 처리하기 위해서는 동의를 받아야 한다. 국내법상 동의의 의미는 명문으로 규정되어 있지 않지만, 개인정보보호위원회에 의하면 동의란 "개인정보처리자가 개인정보를 수집·이용하는 것에 대한 정보주체의 자발적인 승낙의 의사표시"로 파악한다.[158] EU 「GDPR」 제4조에서는 동의(Consent)에 대해 명시적으로 규정하고 있는바, 동의는 "데이터 주체와 관련된 개인 데이터 처리에 관한 데이터 주체의 합의에 대해 자유롭게 제공되며, 구체적이고, 정보에 입각하며, 모호하지 않은 의사표시를 구축하는 명확한 적극적 조치"를 의미한다.

의료데이터에 대한 동의는 정보주체로 하여금 「헌법」상 보장되는 개

---

157 Claudia C. Gutiérrez, e-Health monitoring applications: What about Data Quality?, Health Ambient Information Systems Workshop 콘퍼런스 자료, 2011, p. 5 참조. 이러한 절차는 국내 '마이 헬스웨이 플랫폼 구성(안)'에 따른 의료데이터 활용 절차와도 유사하다.
158 개인정보보호위원회, 『개인정보보호법령 해석 실무교재』, 개인정보보호위원회, 2021, 31면.

인정보자기결정권을 구현하는 것을 의미한다.[159] 한편, 의료데이터의 동의는 서면동의를 기본으로 하지만 여기에는 전자문서도 포함될 수 있다. 전자문서는 종이에 작성되었던 문서와는 달리 디지털 방식으로 구현된 문서로, 저장, 전송 및 표시되며,[160] 이로 인해 대면 동의를 넘어 비대면 동의까지 가능할 수 있는 근원이 된다. 전자문서의 활용은 곧 기술 기반 동의 제도의 출발점이라고 볼 수 있는데, 종이문서와 다르게 일정한 표준화 절차를 거쳐 클라우드에 저장하기 때문에 오히려 개인정보유출의 예방과 안전성이 강조된다.[161]

한편, 의료데이터 동의 과정에서 전자문서를 기반으로 다양한 기술이 결합하여 기술 기반 동의의 형태가 구축될 수 있다. '전자동의(e-Consent)'는 전자 시스템이나 플랫폼, 애플리케이션을 활용하여 동의하는 시스템이다. 전자동의는 대면 혹은 비대면 환경에서 모두 가능한데, 특히 비대면 환경에서 활용할 수 있다는 장점이 있다. 게다가 전자동의는 정보주체의 의료데이터 활용에 대한 실질적인 이해를 도울 수 있다는 점에서 이점이 있다. 대면 동의는 복잡한 의료 환경 속에서 제대로 동의서의 내용도 숙지하지 못한 채 정보주체가 동의하는 경우가 상당하다. 그러나 전자동의는 일반적으로 텍스트 중심의 전통적 방식과는 달리, 이해하기 쉬

---

159 헌재 2005. 7. 21. 2003헌마282 결정; 헌재 2012. 12. 27. 2010헌마153 결정; 대법원 2014. 7. 24. 선고 2012다49933 판결.

160 Ralph H. Sprague, Jr., Electronic Document Management: Challenges and Opportunities for Information Systems Managers, MIS Quarterly Vol. 19, No. 1, 1995, pp.30-32.

161 물론 종이문서도 스캔하여 클라우드에 저장할 수 있지만, 표준화하여 저장할 수 없다는 점에서 전자문서와 다르다.

운 클립, 영상, 이미지 등의 여러 매체를 제공할 수 있다.

이를 통해 동의의 역설을 혁파할 수 있다는 것은 큰 장점이다. 동의는 개인정보보호를 위한 단초를 제공하지만, 오히려 데이터의 활용을 방해할 수 있다는 점에서 동의의 역설이 제기된다. 특히 동의서나 약관의 내용이 길고 전문적이기 때문에 제대로 확인하지 않고 동의하는 경향에 있으며, 실질적인 동의 제도는 형해화되는 실정이다. 따라서 간략하게 요약하여 설명하거나 이미지, 표 등을 활용하여 시각적으로 설명하는 과정이 필요한데, 이는 기술과 전자시스템을 통한 동의 제도에서 더욱 활용 가치가 크다. 이는 궁극적으로 정보에 입각한 동의(Informed Consent)의 기반이 된다. 또한, 비대면 방식으로 언제 어디서든 동의할 수 있는 토대가 형성되기 때문에 시간과 비용을 절약할 수 있다.

특히 전자동의는 오히려 동적 동의의 보완이 될 수 있다는 점에서 각광을 받을 수 있다.[162] 포괄적 동의가 허용되지 않는 상황에서 동적 동의는 의료데이터 활용에 큰 장애물로 여겨졌다. 그러나 전자동의를 활용한 동적 동의는 비대면 방식으로 언제 어디서나 동의할 수 있다는 점에서 대면적 동적 동의의 단점을 보완할 수 있는 매개체가 될 수 있다. 이러한 전자동의의 활용은 정보주체로 하여금 동의에 대한 실질적인 이해를 돕고, 진정한 개인정보자기결정권을 도모할 수 있게 한다.

---

162 Laurie, G., Dove, E., Ganguli-Mitra, A., McMillan, C., Postan, E., Sethi, N., & Sorbie, A. (Eds.)., The Cambridge Handbook of Health Research Regulation (Cambridge Law Handbooks). Cambridge: Cambridge University Press, 2021, p. 110.

2) 의료데이터 처리 및 저장과정에서 기술의 적용

정보주체로부터 의료데이터 활용에 관한 동의를 받았다면, 이후에는 처리 과정으로 넘어간다. 의료데이터를 처리하기 위해서 표준화 작업이 중요하다. 표준은 기술적 규격이나 정확한 기준을 포함하는 문서화된 합의사항이라고 볼 수 있는데, 사물에 합리적 기준을 설정하고 다수의 사람들이 이 정의에 따라 활동하여 편리와 이익을 도모할 수 있다.[163]

결국 의료데이터 활용의 궁극적인 목적인 데이터의 활발한 교환과 공유를 통한 부가가치 창출에 있어서 표준화는 기본이 된다. 의료정보를 표준화하는 이유는 의료행위를 의미하는 용어부터 진료기록의 형식이나 서식에 합의된 기준을 사용하도록 하여, 관련 의료데이터를 공유하고 교환·연계하는 데 있어 양질의 데이터를 생산하는 것에 목적을 둔다.[164] 의료기관에서 제공되는 EMR, PACS 등을 비롯하여 다양한 주체로부터 제공되는 의료데이터의 비표준화된 데이터는 데이터의 공유를 어렵게 하므로, 표준화가 중요하다. 이러한 표준화를 통해 국내·외 표준 확산과 표준 이용의 활성화를 이룰 수 있으며, 보건의료 전반에 대한 불필요한 비용 절감을 비롯하여 의료정보의 상호 운용성, 의료과오 예방, 진료의 질을 향상하는 데 도움이 된다.[165]

---

163 국민건강스마트관리 홈페이지, https://www.khealth.or.kr/board?menuId=MENU01247&siteId=null 참조.

164 국민건강스마트관리 홈페이지, https://www.khealth.or.kr/board?menuId=MENU01247&siteId=null 참조.

165 한국건강증진개발원 국민건강스마트 관리 홈페이지, https://www.khealth.or.kr/board?menuId=MENU01247&siteId=null 참조.

표준화 과정을 거친 데이터는 클라우드 저장소에 수집된다. 클라우드 시스템은 각종 데이터를 안전하게 저장하는 시스템을 의미한다. 한편, 의료데이터에서의 클라우드 시스템은 두 가지 관점에서 강조된다. 첫째, 민감한 의료데이터를 다루기 때문에 확실한 보안 시스템이 클라우드에 장착되어야 한다. 둘째, 클라우드를 기반으로 의료데이터를 활용하고 공유할 수 있는 최적화된 환경이 제공되어야 한다. 환언하면, 클라우드 시스템에서도 데이터의 보호와 활용이라는 두 가지 가치가 고려되어야 한다. 의료데이터를 클라우드에 저장하여 필요한 경우 연구나 사업적인 목적 하에 활용할 수 있다.

3) 의료데이터 접근 및 전송과정에서 기술의 적용

마지막으로 의료데이터의 활용은 플랫폼을 통해 활성화된다. 플랫폼은 클라우드에 저장했던 의료데이터를 공공 및 민간에 개방하는 역할을 한다. 플랫폼은 민감정보인 의료데이터를 공유하는 매개체가 된다는 점에서 보안이 중요하다. 법적으로 의료데이터는 본인 혹은 제3자의 데이터 전송요구권 혹은 동의 제도를 근거로 플랫폼을 통해 전송된다. 의료데이터는 각국의 법에서 규정된 바에 따라 다양한 목적을 근거로 여러 기관이나 개인에게 전송될 수 있다. 결국 BtoB와 BtoC를 아우르는 의료데이터의 활용이 가능하다.

국내의 의료데이터 활용을 위한 기술적 제도 현황

1. 법 정책 현황

1) 법제 현황

국내의 의료데이터 활용을 위한 규제전략과 체계는 「개인정보보호법」을 비롯하여 「보건의료기본법」, 「의료법」, 「생명윤리 및 안전에 관한 법률(약칭: 생명윤리법)」 등이 적용되며, 의료데이터에 대한 개별법은 없는 상태이다. 그러나 개인정보보호위원회와 보건복지부는 『보건의료데이터 활용 가이드라인』을 통해 보건의료데이터의 보호와 활용에 대해 별도로 논의한다. 이 가이드라인에서는 주로 가명 처리에 관한 기술적 방안이 제시된다.

한편, 현행법에는 가명 처리의 방법과 동의를 받는 단계에서의 전자문서, 표준화, 처방 시 전자처방전과 같이 의료데이터 활용을 위한 기술 기반의 관점이 반영된 규정이 일부 있다. 그러나 전송요구권과 같이 활용을 위해 부여되는 권리가 법적으로 보장되어 있지 않기 때문에 그동안 적극적으로 논의되지 않았다.

현재는 기술 기반 의료데이터 활용체계에 대해 명시적으로 규정한 법률은 없지만, 국회의원 강기윤 외 9인이 「디지털 헬스케어 진흥 및 보건의료데이터 활용 촉진에 관한 법률안(의안번호: 2117751)」을 2022년 10월 7일 발의하였고, 현재 위원회에 계류된 상태이다. 본 법률안의 목적은 4차 산업혁명 시대 도래와 함께 의료서비스 패러다임 전환이 일어나고 있는 가운데, 방대한 보건의료데이터와 기술 결합으로 바이오헬스 산업을 신성장동력으로 육성하기 위함에 있다.

본 법률안에서 의미하는 디지털 헬스케어란, 「지능정보화 기본법」 제2조 제4호에 따른 지능정보기술과 보건의료데이터를 활용하여 질병의 예방·진단·치료, 건강관리, 연구개발 및 사후관리 등 국민의 건강증진에 기여하는 일련의 활동과 수단을 의미한다. 한편, 「지능정보화 기본법」에서 규정하는 지능정보기술은 전자적 방법으로 학습·추론·판단 등을 구현하거나, 데이터를 전자적 방법으로 수집·분석·가공 등 처리하는 기술, 물건 상호 간 또는 사람과 물건 사이 데이터를 처리하거나 물건을 이용·제어 또는 관리할 수 있는 기술, 클라우드컴퓨팅 기술, 초연결지능정보통신기반 기술 등이 있다. 이는 4차 산업혁명의 대표적인 기술인 IoT, 빅데이터, 인공지능, 모바일, 클라우드 및 플랫폼 기술 전반을 의미하는 것으로 보인다.

무엇보다 「디지털 헬스케어 법률안」 제13조에서는 본인 데이터의 본인 전송 요구권, 제14조에서는 본인 데이터의 제3자 전송요구권과 같은 의료데이터 전송요구권을 규정한다는 점에서, 기술 기반 의료데이터 활용에 대해 본격적으로 논의가 진행되고 있음을 알 수 있다.

2) 정책 현황

① 마이 헬스웨이(의료 분야 마이데이터) 구축 사업

정부를 중심으로 그간 금융 분야에서 도입되었던 마이데이터 사업이 의료 분야로 확대되어 논의되기 시작하였다. 마이데이터 사업이란 "국민이 의료기관을 비롯하여 공공기관 등에 분산된 자신의 건강정보에 대한 결정권을 갖고, 원하는 곳에 원하는 방식으로 활용하여 건강증진 혜택을 누리는 것"을 의미한다.[166] 이때, 개인 주도로 자신의 건강정보를 한곳에 모아 원하는 대상에게 데이터를 제공하고 활용할 수 있게 지원하는 시스템인 플랫폼이 큰 역할을 한다. 즉, 플랫폼이 원활하게 기능할 수 있기 위해 전자건강기록(EHR)을 표준화하고, 기록을 저장하는 클라우드 시스템, 개인의 동의를 얻기 위한 인증 및 분석을 위한 인공지능 등의 기술이 필요하다.

이를 위해 정부는 2021년부터 공공기관 건강정보를 스마트폰에서 조회·저장·활용할 수 있는 '나의건강기록' 앱을 출시하여 진료 이력, 건강검진 이력(국민건강보험공단), 투약 이력(건강보험심사평가원), 예방접종 이력(질병청)을 통합하여 관리할 수 있고, 본인이 원하는 경우 진료 및 건강관리 서비스를 받을 수 있도록 본인의 건강정보를 원하는 곳에 전송할 수 있

---

166 관계부처합동, "마이 헬스웨이 '(가칭)건강정보 고속도로' 구축 시작" 보도자료 참조.

다.[167]

다만, 의료데이터의 전송권이 명시적으로 규정되어 있지 않지만, 이 경우는 「민원처리법」 제10조의2 및 「전자정부법」 제43조의2를 근거로 본인의 행정정보에 한정하여 본인 또는 제3자에게 제공할 수 있다. 다만, 위 법률 등을 통해 제공할 수 있는 정보는 검진 정보, 진료내용조회 정보, 암 건강검진 정보, 투약 이력 조회 등으로 볼 수 있다.

② 보건의료데이터·인공지능 혁신전략(Health Data F.L.O.W. 2025)

2021년 보건복지부를 중심으로 '보건의료데이터·인공지능 혁신전략(Health Data F.L.O.W. 2025)'이 추진되었다. 현재 우리나라는 국가기관을 중심으로 개인의 방대한 데이터가 수집되어 있으며, 뛰어난 ICT 역량을 기반으로 의료데이터 산업이 미래 핵심 산업이 될 것으로 전망하기 때문에 기반 요소를 활용한다는 점에 목적이 있다. 흩어져 있는 의료에 관한 공공데이터, 임상데이터, 미래데이터(마이데이터, 유전체 등)를 연계할 수 있는 방안을 마련하여 의료데이터 생태계를 활성화하는 것을 목적으로 한다.

이 전략은 크게 생산, 집적, 활용, 인프라의 4가지 단계로 구성되는데, 대체로 기술 기반의 관점이 접목되어 있다. 생산단계에서는 보건의료데이터를 표준화하여 기관 간 연계가 이루어질 수 있도록 하는 것에 집중한다. 이후 집적단계에서는 100만 명 규모의 바이오 빅데이터를 구축하거나, 인공지능 기반의 신약 개발 기간을 단축하는 등 신뢰할 수 있는 데이터를 활용할 수 있는 기반을 조성한다. 이후 활용 단계에서는 의료데

---

167 관계부처합동, "마이 헬스웨이 '(가칭)건강정보 고속도로' 구축 시작" 보도자료 참조.

이터와 인공지능을 연계하여 활용하는 것에 중점을 두는 방식으로 목표를 제시하고 있다.

③ 디지털 헬스케어 서비스 산업 육성 전략

2022년 관계부처 합동으로 '디지털 헬스케어 서비스 산업 육성 전략'을 추진하였다. 이 전략은 ICT 기술을 활용한 맞춤형 건강관리 서비스를 의미하는 디지털 헬스케어를 위해, 빅데이터·인공지능 등 미래 신기술과 연계하여 다양한 서비스 창출하는 것을 특징으로 한다.

이를 위해 제시되는 추진전략은 크게 세 가지로 첫째, 시장 창출 지원 강화, 둘째, 데이터 기반 융·복합 헬스케어 기기 개발, 셋째, 활성화 기반 조성이 있다. 그러나 이 중 두 번째 전략이 기술 기반 의료데이터 활용과 관련이 깊다. 특히 인공지능에 기반한 진단보조 기기를 개발함에 있어 병원 의료영상 데이터를 수집하고 표준화하여 수요자 맞춤형 정보제공을 위한 의료영상 데이터세트를 개발하거나, 영상 촬영한 데이터를 인공지능 기반으로 분석·판독할 수 있는 탑재형 영상진단 기기를 개발하여 진단의 보조역할을 수행할 수 있다는 점에서 더욱 그렇다.

2. 의료데이터 활용 위한 국내의 기술 적용 현황

의료데이터 활용을 위해 기술을 융합하는 시스템이 법제상 다소 부족하게 제시되어 있음에도 불구하고, 현행 법제 안에서 일부 기술을 활용하여 의료데이터를 수집하는 제도가 제시되어 있다. 먼저, 「개인정보보호법」을 비롯하여 「생명윤리법」 등에서는 정보주체로부터 의료데이터를 제공받기 위해서 서면동의를 원칙으로 한다. 이때, 전자문서를 통해 서면동의를 받을 수 있다. 이에 따라서 일부 병원에서는 입원 및 수술 동의를 받을 경우 전자문서를 통해 동의를 받고, 특정 클라우드에 저장하는 형태로 의료행정을 진행한다.[168] 하지만 아직까지 전자문서 이외의 다양한 플랫폼이나 매체를 활용한 동의체계를 구축하고 있지는 않고 있다.

한편, 동의를 받고 수집하는 과정에서 등장하는 표준화 과정은 국내 「의료법」 제23조의2를 통해 전자의무기록(EMR)에 대한 표준화만 규정되어 있다. 그러나 실제로 의료데이터 활용을 위해서는 병원의 전자의무기록뿐만 아니라 각종 국가기관의 의료데이터, 민간 및 개인의 의료데이터를 활용하는 것을 목표로 하는 현실에서, 전자의무기록에 대한 규정만 있다는 것은 매우 협소하다. 이에 따라서 보건복지부의 '보건의료데이터·인공지능 혁신전략'에서는 글로벌 용어표준(SNOMED-CT)을 바탕으로 표준의료용어 세트를 개발하고, EMR을 비롯하여 데이터 교환 기술 내지는 이종 데이터 간 호환을 위한 표준화 절차를 목표로 하고 있다.[169]

현재는 의료데이터 일반에 전송요구권을 별도로 규정하고 있지 않아 활용에 문제가 있다. 그러나 「디지털 헬스케어 진흥 및 보건의료데이터 활용 촉진에 관한 법률안」 제13조 및 제14조에서는 그간 의료데이터 관련 법률에서 규정하지 않았던 보건의료데이터 전송요구권을 규정하고

---

168 "일산백병원 '전자동의서 시스템' 전면 시행", 의협신문, 2022. 9. 21.; "건양대학교병원 환자 전자동의서 시스템 구축", 의협신문, 2017. 11. 2. 참조.
169 「디지털 헬스케어 진흥 및 보건의료데이터 활용 촉진에 관한 법률안」에서도 보건의료데이터 활용을 위한 표준화를 구축할 것을 언급하고 있다.

있다. 제13조는 본인 데이터의 본인 전송 요구권을, 제14조는 본인 데이터의 제3자 전송요구권에 대한 내용을 담고 있다. 이는 기존의 개인정보처리자로 하여금 정보주체의 동의를 받게 하는 수동적 의미가 아닌, 데이터 주체가 직접 자신의 정보를 자기주도적으로 공유하고 활용할 수 있는 내용을 의미한다. 이 또한 현재 지속적으로 논의되고 있는 마이 헬스웨이 사업의 취지와 합치한다는 점에서 의미가 있다.

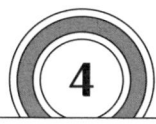

해외의 의료데이터 활용을 위한 기술적 제도 현황

의료데이터 활용을 위한 기술적 제도는 일부 몇몇 선도국가를 중심으로 현재까지 활발하게 논의되고 있다. 점점 기술이 발전하면서 의료데이터를 활용할 수 있는 기술이 증가하고 있는 것은 사실이지만, 한정된 지면상 앞서 논의한 것과 같이 의료데이터를 활용함에 있어 핵심이 되는 기술을 중심으로 논의하고자 한다.

1. 미국

1) 미국의 의료데이터 활용 관련 법 정책 현황

미국은 비교적 일찍 기술 기반 의료데이터 활용에 대한 논의를 시작하였다. 더욱이 2000년대 들어 모바일 및 ICT 기술의 발전은 eHealth와

mHealth 발전의 토대가 되었다.[170] 미국의 기술 기반 의료데이터 활용에 큰 전환점이 되었던 계기는 COVID-19라고 볼 수 있지만, 그 이전부터 의료계와 민간과의 협력을 통해 기존 의료데이터 담론에 지속적으로 도전해왔다. 이후 COVID-19를 통해 의료산업 영역에서 디지털 기기의 수요가 크게 증가했고 본격적으로 의료 분야에서 원격진료, 의료 IT, 웨어러블 기기와 관련된 논의가 급증하였다. 한편, 기술 기반 의료데이터 활용을 위해 다음의 법이 주로 등장한다. 환자의 의료데이터 전반에 대한 프라이버시권을 규정한 미국 「의료정보보호법(Health Insurance Portability and Accountability Act, 이하 HIPAA)」, 의료서비스제공자가 인증된 전자건강기록(EHR)을 의미 있게 사용하여 환자치료의 품질, 안전 및 효율성을 향상하는 것을 목표로 하는 「의료정보기술법(Health Information Technology for Economic and Clinical Health Act, 이하 HITECH)」, 「21세기 치료법(21st Century Cures Act)」 등이 있다.[171]

위에서 논의한 법률을 기반으로, 정책적으로는 국립보건원(National Institutes of Health, NIH)을 중심으로 개인별 특성에 맞춰 맞춤형 치료와 예방을 목표로 하는 정밀의료 코호트 사업인 '정밀의료 이니셔티브'를 구축함으로써, 의료데이터를 본격적으로 활용하는 움직임을 보였다. 이후 'All of Us 리서치 프로젝트'를 통해 미국 전역의 100만 명 이상의 의료데이터 등록을 목표로, 자국민의 의료데이터를 구축하는 운동을 진행하기

170　Bruno M.C.Silva, Mobile-health: A review of current state in 2015, Journal of Biomedical Informatics Volume 56, 2015, pp.265-266.
171　미국의 의료데이터 관련법에 대한 자세한 내용은 김재선, "미국의 보건의료데이터 보호 및 활용을 위한 주요 법적 쟁점", 의료법학 제22권 제4호, 2021, 117-155면 참조.

도 하였다.

    한편, 미국 식품의약품안전국(U.S. Food and Drug Administration, FDA)은 우수디지털건강센터(Digital Health Center of Excellence)를 출범시키면서, 의료데이터와 신흥기술을 결합한 의료기기를 통해 기술 기반 의료데이터 시스템 구축에 집중하고 있다.[172] 이와 관련하여 FDA의 디지털 헬스 혁신 계획에 의하면 '소프트웨어 사전 인증 파일럿 프로그램(Pre-Cert)'은 소프트웨어 제조사가 FDA로부터 사전인증(Pre-Certification)을 받으면, 해당 회사에 한해 의료기기의 인허가 과정을 간소화하거나 생략하여 제품을 출시할 수 있다.[173] 이처럼 최근에는 기존과 같이 하드웨어 의료기기의 일부가 아닌, 하나 이상의 의료목적을 위해 사용되는 소프트웨어형 의료기기(Software as Medical Device, 이하 SaMD)에 대해 중점적으로 논의하고 있다.[174]

2) 의료데이터 활용 위한 미국의 기술 적용 현황

    ① 다양한 기술 매체를 통한 동의체계 구축

---

172 FDA 홈페이지, https://www.fda.gov/news-events/press-announcements/fda-launches-digital-health-center-excellence 참조.

173 다만 본 프로그램은 파일럿 프로그램이기 때문에 시범적으로 2022년 9월까지 시범적으로 시행되었지만, 특정한 하드웨어에 종속된 의료기기가 아닌 소프트웨어 의료기기라는 점에서 각광을 받았다. 특히 이 프로그램에 핏빗(Fitbit), 애플(Apple), 존슨앤존슨(Johnson&Johnson), 삼성(Samsung) 등이 선정됨으로써, 이들 제조사에서 출시하는 소프트웨어는 비교적 간소한 제도로 제품을 출시할 수 있게 되었다.

174 FDA 홈페이지, https://www.fda.gov/medical-devices/digital-health-center-excellence/software-medical-device-samd, 참조.

의료데이터를 활용하기 위해서는 먼저 정보주체로부터 동의를 받아야 하는데, 이는 「HIPAA」 규정과 관련이 있다. 국내와는 달리 「HIPAA」 규정은 특정 방식으로 동의하는 것을 요구하지 않는다. 오로지 쟁점이 되는 것은 얼마만큼 개인건강정보(Protected Health Information, PHI)를 적절하게 처리하는가 중요한 문제이다. 물론 동의에 서명하는 전자서명(e-Signature)에 대해서 별도의 규정은 없지만, 이와 관련하여 「통일전자거래법(Uniform Electronic Transactions Act, UETA)」, 「전자서명법(Esign ACT)」 등을 비롯하여 주법하에 규정된 전자서명 조항을 준수하여 법적 구속력 있는 계약이 되도록 해야 한다.[175]

한편, 이러한 전자기반 동의 시스템은 원격 시스템으로도 기능할 수 있다. 이는 원격동의(Teleconsent)를 의미하는데, 일부 비대면 전자동의와 공유하는 영역이 존재한다. 특히 존스홉킨스 대학병원의 홈페이지에는 임상시험의 동의와 관련하여 원격동의, 전자동의 등을 자세히 규정하고 있으며, 실제로 REDcap이라는 웹 기반 플랫폼을 토대로 동의가 이루어지고 있다.[176]

② 상호운용의 기초가 되는 표준화 작업

의료데이터 활용은 결국 모든 영역에 존재하는 의료데이터를 수집하

---

175 존스홉킨스 대학병원 홈페이지, https://www.hhs.gov/HIPAA/for-professionals/faq/247/are-business-associate-contracts-in-electronic-form-acceptable/index.html 참조.

176 존스홉킨스 대학병원 홈페이지, https://www.hopkinsmedicine.org/institutional_review_board/guidelines_policies/guidelines/remote_consent_and_eletronic_consent.html 참조.

여 공유 및 분석하는 것을 목적으로 한다. 이러한 상호운용성(Interoperability)은 데이터 교환 및 공유의 기초가 되며, 표준화 작업을 통해 구축할 수 있다. 미국에서는 의료데이터 교환을 위한 국제표준인 FHIR(Fast Healthcare Interoperability Resources)을 사용한다. FHIR은 북미를 중심으로 활용되고 있으며, 애플(Apple), 구글(Google), 마이크로소프트(Microsoft), 아마존(Amazon)과 주요 클라우드 업체들도 FHIR 표준을 준수하고 웹서비스 및 모바일 기능에 탑재한다.[177] 그리고 환자생성 건강데이터(Patient Generated Health Data, PGHD) 표준을 개발하고자 노력하고 있는데, PGHD는 환자가 직접 생성한 의료데이터를 교환할 수 있도록 하는 표준화 시스템을 의미한다.[178] PGHD는 환자가 의료데이터를 기록하는 일차적 책임이 있고, 이러한 의료데이터를 기관 내지 다른 사람에게 공유하는 것을 직접 결정한다는 점에서 특징이 있다.[179] 이때 PGHD의 예로는 가정에서 사용하는 의료기기를 통해 수집한 혈당, 혈압, 모바일 애플리케이션이나 웨어러블 기기를 통해 수집한 운동 및 다이어트, 복약 준수 여부 등이 있는데, 이러한 민간의 데이터도 표준화하고자 노력하고 있다.

---

177 "Tech giants like Apple and Google are competing to make it easier for you to get your health records, and it could be a $38 billion market", KHN, 2020. 1. 21. 기사 참조.

178 미국 보건의료정보기술조정국 홈페이지, https://www.healthit.gov/topic/otherhot-topics/what-are-patient-generated-health-data, 참조.

179 미국 보건의료정보기술조정국 홈페이지, https://www.healthit.gov/topic/otherhot-topics/what-are-patient-generated-health-data, 참조.

③ 플랫폼 및 클라우드 기반 의료데이터의 전송 및 연계

「HIPAA」 2편에 규정된 행정간소화(Administrative Simplification)는 미국 의료 시스템 전반에 걸쳐 전자기술 기반의 의사소통으로 시간과 비용을 절감하는 것에 목적이 있다. 한편, 「HIPAA」에서 가장 문제가 되는 것은 개인건강정보(PHI)이다(45 C.F.R 160.103). PHI는 전자, 종이 또는 구두를 불문하고 모든 형태 또는 매체로 적용 대상 또는 비즈니스 제휴사가 보유하거나 전송하는 모든 "개별적으로 식별 가능한 건강정보"를 의미한다.[180] 모든 전자문서나 매체로 생성, 저장, 전송 또는 수신될 수 있다는 점에서 전자보호건강정보(ePHI)라고도 한다.[181] 이러한 PHI는 기본적으로 치료목적 외 제공이 불가하지만, 동의를 얻은 경우 적용대상 기관에 한해서 활용이 가능하다.

법에서 규정하는 적용대상 기관(Covered Entity)은 보험사, 보험정보 표준기관, 건강정보의 전자적 전송을 담당하는 모든 형태의 의료기관을 의미한다. 여기에는 사업적 협력조직(Business Associate, 이하 BA)도 포함된다. 사업적 협력조직은 적용대상 기관 혹은 다른 BA를 대신하여 PHI를 생성, 수신, 관리, 전송하기 위해 적용대상 기관과 사업적 비즈니스 제휴 협정(Business Associate Agreement, 이하 BAA)을 맺어야 한다.

---

180 미국 보건복지부 홈페이지, https://www.hhs.gov/HIPAA/for-professionals/privacy/laws-regulations/index.html 참조.

181 PHI와 ePHI는 모두 미국 보건복지부(Department of Health and Human Services, 이하 HHS)의 인권국(Office for Civil Rights, 이하 OCR)의 지침에 따라 18가지로 구분된다. 이는 비식별화조치를 위해 세이프하버(safe harbor) 방식에 의해 삭제되어야 하는 것이기도 하다(https://www.hhs.gov/HIPAA/for-professionals/privacy/special-topics/de-identification/index.html).

한편, 비적용대상 기관(Non Covered Entity)에는 건강 소셜미디어 애플리케이션, Fitbit과 같은 웨어러블 디바이스, 운동 및 칼로리 섭취와 같은 개인 기록이 포함되며, 이러한 데이터는 「HIPAA」의 직접 보호대상 정보가 아니기 때문에 자유롭게 공유되고 전송될 수 있다.

「HIPAA」는 환자의 식별 여부를 기준으로 적용 범위가 나뉘기 때문에 단순히 혈압이나 칼로리 섭취만의 자료로는 「HIPAA」의 대상이 되기 어렵다. 그러나 구글의 AWS와 같은 클라우드 스토리지 시스템이나 Alexa와 같은 음성기반 기술은 이미 「HIPAA」 규정을 준수할 정도로 자체 규정을 엄격화하고 있으며, 적용대상 기관과의 BAA 체결을 통해 「HIPAA」의 적용대상이 될 수 있다. 실제로 Alexa는 2022년 12월까지 Express Scripts, Boston children's hospital, Cigna Health Today, Providence St. Joseph Health, Atrium Health, and Livongo와 BAA를 체결하여 기술 기반 의료데이터 활용을 확장한 바 있다.

또한, 모든 환자는 「HIPAA」에 근거하여 자신의 의료기록을 열람하거나 전송받을 수 있는데, 이를 기반으로 미국은 '블루버튼(Blue Button) 서비스'를 출시하였다. 기존에는 보훈처를 중심으로 미국보험청, 국방부와 함께 퇴역군인들을 대상으로 퇴역군인의 개인정보를 전자기록의 형태로 받는 것에서 시작하였다. 그러나 이후 미국 내 모든 환자로 확대하여 적용하고자 하는 '블루버튼 이니셔티브'도 전개된 바 있다.[182]

---

182 미국 보건의료정보기술조정국 홈페이지, https://www.healthit.gov/topic/health-it-initiatives/blue-button 참조.

2. 유럽연합

1) 유럽연합의 의료데이터 활용 관련 법 정책 현황

유럽연합은 1990년대 비교적 일찍 의료데이터와 관련한 자체 데이터 베이스를 구축했으며, 이후에는 이들을 연계하여 활용하는 것에 집중하였다. 유럽연합은 의료데이터와 기술의 결합을 논의하고자 eHealth의 개념을 중점적으로 사용했다. eHealth의 뿌리는 1999년 'e 유럽-모두를 위한 정보사회(e-Europe – an Information Society for All)'에 두고 있다고 하여도 과언이 아니나, 실질적으로 eHealth는 2012년 eHealth 행동 계획(2012 eHealth Action Plan)에서 "시민의 건강, 헬스케어 제공의 효율성과 생산성, 건강에 대한 경제적·사회적 가치를 개선하기 위하여, 의료 시스템 및 새로운 기술의 조직적 변화와 결합된 의료제품, 서비스, 절차에 ICT를 사용하는 것"으로 정의하면서 등장하였다.[183] 본 계획의 주요 목적은 상호운용가능한(Interoperability) eHealth 시스템을 보장하고 EU 전역에 의료의 연속성을 보장함에 있는데, 이 상호운용성은 이후에도 지속적으로 유럽연합 회원국 간 eHealth 공유 계획을 설정함에 있어서 매우 중요하게 등장하는 개념이다.

이와 관련한 규제체계가 일관되지는 않지만, 대체로 국가 간 의료서비스에 관한 「EU지침(EU Directive 2011/24 on Cross-border Health Care)」 제

---

183 European Commission(2012). eHealth Action Plan 2012-2020. COM(2012)736. Brussels, European Commission.

11조의 ePrescriptions의 상호운용성이나 제14조의 eHealth Network 시스템이 있다. 「GDPR」에서는 eHealth를 명시적으로 규정하고 있진 않지만, 제4조에서 개인정보를 언급하며 의료나 건강정보에 대해서도 포괄적으로 규정한다. 이와 함께 유전정보(Genetic Data), 생체정보(Biometric Data), 건강에 관한 정보(Data Concerning Health)도 별도로 규정한다. 「GDPR」 규정은 주로 의료데이터라고 볼 수 있는 각종 건강 관련 정보의 보호를 규정하고 있지만, 기술 기반 활용 규정이 존재한다고는 볼 수 없다. 그러나 이 과정에서 의료데이터에 대한 정보주체 자신의 권리를 보장하고, COVID-19로 촉발된 건강위협에의 대응을 위해서, 그리고 보다 활발한 2차 사용을 위해 전자건강데이터에의 접근과 공유를 원활하게 하는 이른바 「유럽건강데이터공간(European Health Data Space, 이하 EHDS)」을 제안하기에 이르렀다.

2) 의료데이터 활용 위한 유럽연합의 기술 적용 현황

① 자유로운 동의체계의 설정

「GDPR」 전문에 따르면 동의의 방식은 전자적 동의, 서면동의, 구술동의 등 매우 자유로운 방식을 포함하며, 동의 표현방법의 하나로 인터넷 웹사이트에서의 체크를 예시로 들고 있다. 다만 별도로 의료데이터만의 동의나 활용을 위한 규정은 없지만, 「GDPR」 제7조는 사전동의와 함께 철회권을 규정한다. 제9조에서는 의료데이터 관련 분야의 처리는 원칙적으로 금지되지만, 명시적으로 동의가 있거나 공익을 위해서 등의 예외 규정을 열거하고 있다.

② 플랫폼을 통한 의료데이터 1, 2차 활용

유럽연합은 「유럽연합데이터공간(EHDS)」을 구축하여 유럽연합 내 의료데이터의 자유로운 흐름과 의료 전문가의 접근 향상을 통해 단일시장을 육성하는 것을 목적으로 한다. 이러한 의료데이터의 흐름은 국경의 경계를 넘어 개인에게 의료서비스를 제공하는 1차 사용을 비롯하여 연구, 기술혁신, 규제 및 정책 결정을 위한 2차 사용까지 가능하게 한다는 점에서 이점이 있다. 유럽연합 시민 및 회원국에 합법적으로 거주하는 제3국 국민의 전자건강데이터를 대상으로 하는데, 이때 'MyHealth@EU'라는 디지털 건강 플랫폼이 중추가 된다.

이 플랫폼은 유럽연합 전역의 디지털 건강을 위한 1차 사용 및 2차 사용의 접점이 된다. 구체적으로 언급하면 1차 사용은 전자건강기록(EHR), 의료영상, 전자처방전, 의료진단 및 원격의료와 같은 의료 소프트웨어, 건강관리 앱 등을 통해 행해진다.

한편, 2차 사용은 신약 개발, 신의료기기 개발, 인공지능에 기반한 개인맞춤형 의료서비스, 기타 연구의 목적으로 활용할 것을 촉진하기 위함에 목적이 있다. 그러나 「유럽연합데이터공간」 제35조에 의하면 2차 사용을 하는 와중에도 보험 계약의 혜택에서 개인 또는 그룹을 배제하거나, 광고 내지 마케팅 또는 사회에 해를 끼칠 수 있는 제품과 서비스를 개발하기 위해 활용되는 것은 철저히 배제하고 있다.

3. 일본의 의료데이터 활용 관련 법 정책 현황

일본도 국내와 유사하게 국가에서 운영하는 건강보험제도를 통해 일찍이 방대한 전자건강기록(EHR)을 수집할 수 있었고, 1980년대 의료기관과 정부 간의 정보 교환이 이루어지기 시작하였다. 이후 MML(Medical Markup Language)이라는 표준화 시스템을 통해 정보를 표준화하였지만, 의료기관 간, 의료기관과 기업 간 등의 표준화로는 확대되지 못하였다.

이후 2000년대 들어 후생노동성(厚生労働省)을 중심으로, IT 기술의 발달을 발판 삼아 의료데이터와 기술을 융합하여 산업을 발전시키고자 하였고, 'JAPAN 2035: Leading the World through Health' 전략을 통해 기술 기반의 공공 의료혁신을 목표로 하였다. 2018년 일본은 「의료 분야의 연구개발에 기여하기 위한 익명가공의료정보에 관한 법률(통칭: 차세대 의료기반법), 医療分野の研究開発に資するための匿名加工医療情報に関する法律(通称: 次世代医療基盤法)」을 시행하였다. 이 법은 의료정보를 환자 본인이라고 특정할 수 없을 정도로 익명 처리를 하여 건강 및 의료 분야에서의 연구개발과 신산업 창출을 통해 일본의 의료발전·산업을 도모하는 것을 목적으로 한다.[184] 해당 법은 본래 일본의 「개인정보보호법」에 따를 경우 국내 「개인정보보호법」상 민감정보에 해당하는 배려를 요하는 개인정보가 정보주체의 사전동의가 반드시 필요하다는 규정으로 활용이 어려워지자, 동의 제도를 완화하고자 하는 목적에서 제정되었다. 따라서 본 법에 따르면 의료기관이 보유한 의료정보를 개인정보보호의 안전기준을 충족하

---

184 일본 내각부 홈페이지, https://www8.cao.go.jp/iryou/index.html 참조.

는 인정사업자가 익명·가공 처리하여 의료기관 이외의 제약 회사에도 제공할 수 있도록 하여 활용의 길을 확장하였다. 이 동의 방식은 사후동의의 하나인 옵트아웃(Opt-Out) 방식을 채택하고 있다.

 일본은 개인의 건강에 대해 데이터베이스를 구축하기 위해 다양한 플랫폼과 클라우드를 활용한다. 우선 '웰빙을 위한 사람 중심의 개방형 플랫폼(Person-centered Open Platform for Wellbeing, PeOPLe)'을 통해, 개인의 일생 동안 모든 건강 데이터를 연계하고 수집하여 의료기관의 전문가와 개인이 모두 사용할 수 있는 클라우드 기반의 기술을 통해 활용하고 있다.[185] 이 플랫폼은 "맞춤형 의료, 의료서비스 개선 및 자원 재분배"를 목표로 하고 있으며 2025년까지 한시적으로 운영될 예정이다. 그러나 1차적으로 병원, 약국, 지자체를 중심으로 개인의 의료정보를 수집해 데이터베이스를 구축하고, 의사로 하여금 이에 대해 접근하고 사용할 수 있도록 한다. 또, 지자체인 가나가와(神奈川県)현에는 개인의 출생부터 사망까지의 개인건강기록(PHR)을 수집하여 예방치료를 제공하는 애플리케이션 소프트웨어인 'ME-BYO'가 있다.[186]

---

185 Aarthi Raghavan, Public Health Innovation through Cloud Adoption: A Comparative Analysis of Drivers and Barriers in Japan, South Korea, and Singapore, Int. J. Environ. Res. Public Health 2021, 18(1), 2021, p. 5.

186 Ibid., p. 5; 가나가와현 홈페이지, https://www.pref.kanagawa.jp/docs/mv4/mlt/f531223/p1002222.html 참조.

대한민국 의료데이터의 과제

첫째, 서면동의 이외에 다양한 기술 기반 동의 형태가 제시될 수 있다. 우리나라는 관련 규정에 서면동의를 원칙으로 하고 여기에 전자문서를 포함한다고 규정한다. 그러나 현실적으로는 대체로 서면에 입각한 대면 동의가 이루어지고 있다는 점이 한계로 드러난다.

일부 규정을 제외하고는 동적 동의를 받아야 하는 현실에서 서면동의만이 정보에 입각한 동의를 받을 수 있는 유일한 방안은 아니다. 앞서 살펴본 것과 같이 해외에서는 서면동의 이외에 기술 기반의 전자동의도 이루어지고 있으며 심지어 원격동의도 이루어지고 있다. 의료데이터를 활용하기 위한 논의에서 동적 동의의 방식은 한계로 여겨지지만, 여러 기술을 접목한 동의 방식의 다각화는 이러한 동적 동의의 한계를 넘어서는 방식으로 제시될 수 있다. 오직 서면동의만이 정보에 입각한 동의의 목적을 구현할 수 있는 것은 아니며, 기술 기반의 동의 형태는 클립, 동영상 등 다양한 매체를 통해 정보에 입각한 동의를 보다 잘 구현할 수 있다.

한편, 국내 「개인정보보호법」상 가명 처리가 동의 면제의 한 방안으로 떠오르면서 동의를 받지 않는 대신, 데이터를 활용하기 위한 가명 처리에 집중하는 경향이 없지 않다. 그러나 가명 처리는 100% 안전하다고 확신할 수 없으며 어느 정도 리스크가 존재하기 때문에 동의의 방식을 다각화하여 접근하는 것이 타당하다.

둘째, 공공 및 민간의 의료데이터를 활발하게 교환하여 활용하기 위해서는 궁극적으로 표준화 작업이 필수적으로 제시된다. 국내의 의료데이터 관련 가이드라인이나 정책적 전략을 살펴보면 결국 의료데이터는 국가뿐만 아니라 의료기관, 심지어 민간과 개인이 웨어러블 디바이스나 SNS를 통해 획득한 의료데이터도 포함한다. 이런 다양한 정보들을 모두 수집하여 교환 및 공유할 수 있는 상호운용성을 높이기 위해서는 표준화가 필수적이다. 해외의 사례에서 본 것과 같이 진료데이터에 대해서는 국제적인 교환기술표준으로 접근하고 있음을 알 수 있으며, 민간 및 개인의 데이터도 표준화하여 풍부한 의료데이터 공유를 목적으로 하고 있음을 파악할 수 있다.

셋째, 의료데이터를 활용하기 위한 기술을 구축하는 과정에서 핵심적으로 고려해야 할 사항은 안전성이다. 이는 의료데이터 활용의 전 과정에서 구축되어야 한다. 특히 의료데이터는 개인의 민감정보이기 때문에 데이터 교환이나 공유의 매개체가 되는 클라우드나 플랫폼에서의 안전성은 필수적으로 구축되어야 한다. 이를 위해서 기술을 활용한 보안체계를 형성하는 것도 중요하지만, 의료데이터 활용에 대한 안전성을 위한 신뢰를 구축하는 것이 중요하다. 이를 위해 OECD는 2022년 발표한 'Health Data Governance for the Digital Age'에서 국가 의료데이터 거버넌스 프레임워크의 12가지 원칙을 제시하였다. 제시한 원칙 중 개인데이터 처리에 관한 명확한 정보를 제공하고 데이터 보안조치에 대한 계획을 수립하는 것은 의료데이터 보안을 위한 것이며, 공정하고 투명하게 프로젝트를 검토하는 절차는 절차적 정의의 관점을 구현하기 위한 거버넌스 구축이다.

　이와 같이 본 연구에서는 의료데이터 활용을 위해 논의되어야 할 기술적 과제에 대해 살펴보았다. 의료데이터 활용을 위한 기술은 현재도 끊임없이 발전하고 확장하고 있지만, 궁극적으로 의료데이터 활용과정인 동의, 수집, 연계 및 전송 과정에서 다양한 기술을 적용하는 것은 의료데이터 활용에 있어 기초가 된다. 그리고 오히려 기술 기반의 동의, 수집, 연계 및 전송 과정을 거침으로써 효율성과 안전성의 측면을 모두 고려할 수 있다.

　국내는 COVID-19 이전에도 의료데이터에 대한 논의가 이루어지긴 했지만, COVID-19를 계기로 그 관심이 폭발적으로 증가하며 특히 기술 기반 의료데이터의 활용에 대해 중점적으로 논의되고 있다. 의료데이터 활용에 관한 선도국가의 법 정책 사례는 분명 활용을 위한 기반을 다지고 있는 국내의 현 시점에서 많은 시사점을 줄 것으로 생각한다.

참고문헌

국내

고학수·임용 편, 『데이터 오너십: 내 정보는 누구의 것인가』, 박영사, 2019.

이성엽 편, 『데이터와 법』, 박영사, 2021.

이원복 편, 『보건의료와 개인정보』, 박영사, 2021.

이호용, 『디지털헬스케어의 법적 쟁점과 과제』, 집문당, 2021.

인하대학교 법학연구소 AI·데이터법 센터, 『데이터법』, 세창출판사, 2022.

개인정보보호위원회, 『개인정보 보호법령 해석 실무교재, 개인정보보호위원회』, 2021.

개인정보보호위원회·보건복지부, 『보건의료데이터 활용 가이드라인 개정(안)』, 2022.

계인국·이성엽, "보건의료데이터 활용의 법적 쟁점과 과제", 공법연구, 제50집 제2호, 2021.

권영준, "데이터 귀속·보호·거래에 관한 법리 체계와 방향", 비교사법, 제28권 제1호, 2021.

김영국, "개인의료정보와 빅데이터 활용의 법적 쟁점", 법제논단, 제691호, 2020.

김재선, "감염병 위기 상황에서 감염병 데이터의 수집 및 활용에 관한 법적 쟁점 - 미국 감염병 데이터 수집 및 활용 절차를 참조 사례로 하여", 의료법학, 제23권 제4호, 2022.

김재선, "미국의 보건의료데이터 보호 및 활용을 위한 주요 법적 쟁점 - 미국 HIPAA/HITECH, 21세기 치료법, 공통규칙, 민간 가이드라인을 중심으로", 의료법학, 제22권 제4호, 2021.

김재선, "의료정보의 활용과 개인정보의 보호 - 미국 HIPPA/HITECH 연구를 중심으로", 행정법연구, 제44호, 2016.

김재선, "미국의 의료정보보호법제에 관한 공법적 고찰 - 미국의 최근 행정법제 적용 사례 논의를 중심으로", 법학논총, 제39권 제3호, 2019.

김원오, "데이터기본법 제정안에 관한 소고", 산업재산권, 제68호, 2021.

김지희, "보건의료데이터의 안전한 활용을 위한 개선방안", 서울대학교 기술과법센터 제18권 제2호, 2022.

김현경, "정보주체의 권리 실효성 확보를 위한 법적 검토 - 개인정보에 대한 소유권 인정을 중심으로", 법학논집, 제26권 제3호, 2022.

문성제·이경환, "환자의 진료정보와 통제권에 관한 소고", 민사법학, 제29호, 2005.

박준석, "빅데이터 등 새로운 데이터에 대한 지적재산권법 차원의 보호가능성, 산업재산권, 제58호, 2019.

백대열, "데이터 물권법 시론 - 암호화폐를 비롯한 유체물 - 동등 데이터를 중심으로", 민사법학 제90호, 2020.

배현아, "전자화된 개인건강기록(Personal Health Record)의 법적 문제", IT와 法연구, 제13집, 2016.

보건복지부, 보건의료 데이터·인공지능 혁신전략, 2021.

오병철, "디지털 정보재의 매매에 관한 고찰", 제3회 한국법률가대회 논문집, 2002.

오병철, "제3의 재산으로서 데이터의 체계적 정립", 정보법학, 제25권 제2호, 2021.

이기호, 김계현, "일본 정밀의료 관련 법제의 현황과 함의", 동아법학 제81호, 2018.

이규호, "2021년 개정 부정경쟁방지법상 데이터의 부정사용행위의 판단기준에 대한 연구", 중앙법학, 제24집 제2호, 2022.

이동진, 「데이터의 법적 성질과 오너십」, 『데이터법』, 세창출판사, 2022,

이동진, "데이터 소유권(Data Ownership), 개념과 그 실익", 정보법학, 제22권 제33호, 2018.

이백휴, "환자의 의무기록 관련 의료인의 법적 지위", 의료법학, 제11권 제2호, 2010.

이상용, "데이터 거래의 법적 기초", 법조, 통권 제728호, 2018.

이석배, "'보건의료 데이터 활용 가이드라인'의 현행법상 문제점", 의료법학 제22권 제4호, 2021.

정영진, "보건의료데이터와 개인정보보호와의 관계에 대한 소고", 법학논총, 제34권 제3호, 2022.

차상육, "빅데이터의 지적재산권법상 보호", 법조, 제67권 제2호, 2018.

최경진, "데이터와 사법상의 권리, 그리고 데이터 소유권(Data Ownership)", 정보법학, 제32권 제1호, 2019.

대법원 1997. 8. 29. 선고 97도1234 판결.

대법원 2020. 3. 26. 선고 2016다276467 판결.

서울지방법원 2016. 2. 17. 선고 2015가합517982 판결.

해외

Alan F. Westin, Privacy and Freedom (1967).

Barbara J. Evans, Much Ado About Data Ownership, Harvard Journal of Law and Technology, Vol. 25, 2011.

Benkler, "From Consumers to Users: Shifting the Deeper Structures of Regulation", 52 Federal Communications L J 561, 562 (2000).

Dash, Sabyasachi et al., As the name suggests, 'big data' represents large amounts of data that is unmanageable using traditional software or internet-based platforms, Journal of Big Data volume 6, Article number: 54, 2019.

European Commission, eHealth Action Plan 2012-202. COM(2012)736. Brussels, European Commission, 2012.

G. Guyatt et al., Evidence-based medicine. A new approach to teaching the practice of medicine, 17JAMA268, 1992.

Gellert, Raphaël. Comparing definitions of data and information in data protection law and machine learning: A useful way forward to meaningfully regulate algorithms?, Regulation & Governance, John Wiley & Sons, vol. 16(1), 2022.

Gutiérrez, C., e-Health monitoring applications: What about Data Quality?, Health Ambient Information Systems Workshop, 2011.

J. H. Breasted, The Edwin Smith Surgical Papyrus: Hieroglyphic Transliteration, Translation And Commentary V1 Paperback, Kessinger Publishing LLC, 2006.

Jorge L. Contreras, The False Promise of Health Data Ownership, 94 N.Y.U. L. Rev. 624 (2019).

Laurie, G., Dove, E., et al(Eds.)., The Cambridge Handbook of Health Research Regulation (Cambridge Law Handbooks). Cambridge: Cambridge University Press, 2021.

Silva, M.C.Bruno, Mobile-health: A review of current state in 2015, Journal of Biomedical Informatics Volume 56, 2015.

Sprague Jr, Ralph H., Electronic Document Management: Challenges and Opportunities for Information Systems Managers, MIS Quarterly Vol. 19, No. 1, 1995.

Raghavan, Aarthi, Public Health Innovation through Cloud Adoption: A Comparative Analysis of Drivers and Barriers in Japan, South Korea, and Singapore, Int. J. Environ. Res. Public Health 18(1), 2021.

STATISTA, "Projected global digital health market size from 2019 to 2025", 2022. 8. 11, 〈https://www.statista.com/statistics/1092869/global-digital-health-market-size-forecast/〉 (visited at Feb. 22, 2023).

Summers, C et al., Understanding the Security and Privacy Concerns About the Use of Identifiable Health Data in the Context of the COVID-19 Pandemic: Survey Study of Public Attitudes Toward COVID-19 and Data-Sharing, JMIR Form Res 6(7), 2022.

Vincent Winkler, 「Recht an Daten im Zivilrecht」, Mohr Siebeck, 2021.

WHO, Global strategy on digital health 2020-2025, 2021.

WHO, WHO GUIDELINE: RECOMMENDATIONS ON DIGITAL INTERVENTIONS FOR HEALTH SYSTEM STRENGTHENING, 2019.

Zech, Information als Schutzgegenstand, 2012.

European Commission, "Building the European Data Economy Data Ownership WHITE PAPER"

European Commission, "Synopsis Report Consultation on The 'Building a European Data Economy' Inintiative"

John Neely Kennedy, Own Your Own Data Act (2019; 116th Congress S. 806)

집필진 소개

1. 대표 저자: 김재선 교수(동국대 법학과)

2022년 9월 이후 동국대학교 법과대학 교수로서 행정법, 의료법을 담당하고 있다. 2018년 9월부터 2022년 8월까지 부산대학교 법학전문대학원 교수로 행정법, 행정구제법 등을 지도하였으며, 2020~2021년 부산대학교 법학전문대학원 기획부원장, 부산대학교 징계위원회 위원 등을 역임하였고, 2015~2018년 한경대학교 법학과 교수를 역임하였다. 2015년 미국 세인트루이스 워싱턴대학교에서 J.D. 학위, 2010년 고려대 법학과에서 박사학위를 취득하였다. 행정법 전공으로 행정입법, 행정절차 제도를 주로 연구하며, 의료, 통신, 신기술 영역을 주제로 의료정보와 의료기술 법제를 주된 테마로 연구한다.

2022년 질병관리청 '감염병 분야 빅데이터 연계/활용을 위한 법령 정비방안 마련' 연구책임, 국립보건연구원 '유전자 검사기관 종사자 대상 의무교육 콘텐츠 개발', 2021년 보건복지부 '보건의료데이터의 안전한 활용을 위한 법제 개선연구'의 연구책임을 맡았다. 2022년 질병관리청 '감염병의 예방 및 관리에 관한 법률 체계 정비 연구', 한국보건의료정보원 '휴·폐업 의료기관 진료기록 보관시스템 구축·운영을 위한 법·제도 개선방안 연구'의 법제 분야 책임을 맡았다. 2021년 보건복지부 'DTC 유전자 검사 항목 적절성 검토 연구(동 법제적 적절성 검토)', 'DTC 유전자 검사 항목 결과 전달에 대한 가이드라인 개발 연구' 법제 분야 공동연구원으로 참여하였다.

2021년 보건의료데이터 정책 추진 분야 보건복지부 장관상을 수상하였다. 질병관리청 IRB 심의위원, 중앙행정심판위원회 위원, 방송통신위원회 행정심판위원으로 활동하고 있으며, 국가생명윤리심의위원회 유전자 전문위원회 위원, 미국 워싱턴대학교 기업 & 지적재산법 클리닉을 역임하였다. 고려대학교 석탑강의상, 고려대학교 우수강의상, 부산대학교 신진연구자상 등을 수상하였다.

단행본

『의약품·의료기기 관련 산업과 법』, 세창출판사, 2021 (공동저술)
『한국의 보건의료법제』, 한국법제연구원, K-Law Forum, 2020.
『글로벌 법제논의의 현황과 전망-보건의료제도 개선을 위한 과학기술 활용방안을 중심으로』, 한국법제연구원, 2018.

연구과제

휴·폐업 의료기관 진료기록보관시스템 구축·운영을 위한 법·제도 개선방안 연구, 한국보건의료정보원, 2022. (공동연구, 법제책임)
감염병의 예방 및 관리에 관한 법률 체계 정비 연구, 질병관리청, 2022. (공동연구, 법제책임)
감염병 분야 빅데이터 연계/활용을 위한 법령 정비방안 마련, 질병관리청, 2022. (연구책임)
사회변화에 대응한 식품제조업 영업 등 관리체계 개선 연구, 식품의약품안전처, 2022. (공동연구원)
보건의료데이터의 안전한 활용을 위한 법제 개선연구, 보건복지부(보건의료데이터정책과), 2021. (연구책임)
유전자 검사기관 종사자 대상 의무교육 콘텐츠 개발, 국립보건연구원, 2021. (연구책임)
DTC 유전자 검사 항목 적절성 검토 연구(동 법제적 적절성 검토), 보건복지부(생명윤리정책과) 연구용역, 공동연구원, 2021.
연구인프라 활용 육성에 관한 법제 연구-방사광 가속기를 중심으로, 한국법제연구원, 2021. (공동연구)
하수도시설 지하부분 사용에 따른 보상기준 및 방법 연구, 환경부·한국환경공단, 2021. (연구책임)
인공지능(AI)에 대한 유럽연합(EU)의 규제체계와 대응전략을 중심으로, 한국법제연구원, 2020. (공동연구)
지열발전사업 및 지진위험 방지장치에 대한 주요국 법제 연구, 포항지진진상조사위원회, 2020. (공동연구)
DTC 유전자 검사 항목 결과전달에 대한 가이드라인 개발 연구(개인정보보호 법제연구 담당),

보건복지부 연구용역, 공동연구원, 2019.

미국의 의료정보보호법제에 관한 공법적 고찰, 부산대학교, 2019. (연구책임)

연구논문

"감염병 위기 상황에서 감염병 데이터의 수집 및 활용에 관한 법적 쟁점 – 미국 감염병 데이터 수집 및 활용 절차를 참조 사례로 하여", 의료법학, 2022.

"最近(2021) 미국 行政判例의 動向과 分析: COVID-19 관련 백신 의무화 조치 판결을 중심으로", 행정판례연구, 2022.

"미국 예방접종 피해보상 제도에 관한 연구: 연방 백신 피해보상제도(VICP)와 재난대응 피해보상제도(CICP)를 중심으로", 한국의료법학회지, 2022.

"미국의 보건의료데이터 보호 및 활용을 위한 주요 법적 쟁점 – 미국 HIPAA/HITECH, 21세기 치료법, 공통규칙, 민간 가이드라인을 중심으로", 2021.

"인공지능 안전과 책임 확보를 위한 법제 논의에 관한 검토 – 유럽연합 인공지능 관리 법제 논의에 기초하여", 행정법연구, 제64권, 2021.

"알고리즘 자동행정결정에 대한 행정법적 해석방안에 관한 연구 – 미국 행정법상 입법방안 논의를 중심으로", 법학논총, 2021.

"미국의 의료정보보호법제에 관한 공법적 고찰 – 미국의 최근 행정법제 적용사례 논의를 중심으로", 법학논총, 제39권 제3호, 2019.

"Legislative Issues in Disclosing Financial Conflicts of Interest to Participants in Biomedical Research: Effectiveness and Methodology", Journal of Korean Medical Science, Vol. 32(12), 2017.

"인공지능 의료기기 위험관리를 위한 규범론적 접근 – 인공지능 소프트웨어 규범화 논의를 중심으로", 공법연구, 제46권 제2호, 2017.

"처방의약품의 온라인 거래에 관한 미국의 규제체제와 시사점 – 처방의약품의 '처방' 개념 논의를 중심으로", 공법학연구, 제18권 제3호, 2017.

"캐나다 의료기기 법제에 관한 분석", 한국법제연구원, 최신외국법제정보, 2017.

"의료정보의 활용과 개인정보의 보호 – 미국 HIPAA/HITECH 연구를 중심으로", 행정법연구,

제44권, 2016.

"과학기술 위험관리에서의 행정법적 쟁점에 관한 소고 – 미국 행정법상 논의를 중심으로", 공법연구, 제44권 제3호, 2016.

"미국 건강보험개혁법(PPACA) 의무가입 위반에 대한 penalty 규정의 행정법적 성격에 관한 고찰 – penalty v. tax 논쟁을 중심으로", 토지공법연구, 제64권, 2014.

"생물학적 동등성 심사기준을 둘러싼 가치의 충돌: 의약품의 안전성 확보와 비용완화 방안의 조화를 위한 행정법적 쟁점 고찰", 공법학연구, 제13권 제3호, 2013.

"의약품의 안전정보 제공을 위한 국가의 역할 – 미국 연방대법원의 FDA 행정입법 해석에 관한 비판적 고찰", 행정법연구, 제36권, 2013.

외 다수.

2. 공동 저자: 정원준 부연구위원(한국법제연구원/법학박사)

저자 정원준은 한국법제연구원에서 연구책임자로 재직 중이다. 성균관대 법학과를 졸업하고, 고려대 일반대학원에서 지적재산권법으로 법학석사와 법학박사 학위를 취득하였다. 2013년 5월부터 2020년 6월까지는 정보통신정책연구원에서 전문연구원으로 근무하면서 ICT 산업 정책 및 법제도 연구 업무를 수행한 경력이 있다. 이후 2020년 7월부터는 한국법제연구원에서 재직 중이며, 주된 연구 분야로는 데이터, 인공지능, 메타버스 등 ICT 분야의 법제 연구와 개인정보보호법, 지적재산권법, 과학기술법 등에 관심을 가지고 다양한 주제의 연구를 진행하고 있다. 그 밖에 광운대학교 법학과 등에서 과학기술법제론, 데이터법 등에 대해 강의한다.

현재 대통령 소속 국가지식재산위원회 전문위원(5기, 6기), 마이데이터 포럼 위원, 메타버스 얼라이언스 윤리제도분과 위원, 보건복지부 보건의료데이터 심의위원, 서비스발전전략 TF ICT SW 분과 위원, 특허청 규제개혁 및 적극행정위원회 위원, K-브랜드 분쟁대응위원회 심의위원 등 정부 위원회의 위원직을 다수 역임하고 있다. 이 밖에도 그간 특허청 디지털 지식재산 포럼 TF 위원, 4차산업혁명위원회 제9차 해커톤 토론 위원, 과학기술정보통신부 가상융합산업진흥법 입법 추진반 TF 위원, 과학기술정보통신부 지능데이터 법제도 포럼 위원, 특허청 부정경쟁 기본계획 추진반 TF 위원, 제3차 국가지식재산기본계획 추진반 TF 위원 등을 맡아 범부처 국가정책 마련에 기여해왔다.

또 한편으로는 한국데이터법정책학회 기획이사, 개인정보보호법학회 국제이사, 한국경영법률학회 학술이사, 한국지적재산권경상학회 이사, 개인정보전문가협회(KAPP) 연구위원 등 학술 활동에도 적극 참여하고 있다.

주요 수상 경력으로는 과학기술정보통신부 장관상(2018년), 보건복지부 장관상(2021년), 과학기술정보통신부 장관상(2022년) 등 세 차례에 걸쳐 장관 표창을 받았으며, 그 밖에 한국법제연구원장상, 정보통신정책연구원 우수연구상 등도 수상하였다.

단행본

『마이데이터와 법』, 박영사, 2022 (공동저술)

『데이터법』, 세창출판사, 2022 (공동저술)

『데이터와 법』, 박영사, 2021 (공동저술)

연구과제

가상융합경제 제도개선 및 메타버스 로드맵 추진, 과학기술정보통신부, 2022 (연구책임)

데이터 거래 및 유통 활성화를 위한 법제 연구, 한국법제연구원, 2022 (연구책임)

식의약 데이터 활성화를 위한 법제 정비 및 로드맵 수립, 식약처, 2022 (연구책임)

EU 데이터법안에서 제기되는 저작권법적 이슈와 쟁점, 한국저작권보호원, 2022 (단독저자)

2020 저작권 보호 10대 이슈 전망리포트, 한국저작권보호원, 2022 (단독저자)

신산업 분야의 규제갈등 해결을 위한 제도적 대응방안 연구, 한국법제연구원, 2021 (연구책임)

산업재산 정보의 관리 및 활용 촉진에 관한 법률의 제정에 관한 연구, 특허청, 2021 (연구책임)

AI 학습데이터의 특허법적 보호 방안 및 산업계 영향 분석, 특허청, 2021 (연구책임)

개인정보보호법 2차 개정안의 주요 쟁점 및 시사점, KIPA 규제동향 통권 제37호, 행정연구원, 2021 (단독저자)

메타버스 공간에서의 창작과 공연의 저작권 문제, 한류나우 Vol.45., 한국국제문화교류진흥원, 2021 (단독저자)

가명 처리를 통한 보건의료데이터의 보호 및 활용방안, 보건의료데이터 활용 혁신 브리프 Vol.2., 보건의료정보원, 2022 (단독저자)

음악 산업의 새로운 패러다임, NFT의 부상, 음실련소식지 53호, 한국음악실연자연합회, 2021 (단독저자)

메타버스(Metaverse)와 저작권법적 쟁점, CSTORY Vol.29., 한국저작권보호원, 2021 (단독저자)

일본 「AI SW의 개발·이용에 관한 계약 가이드라인」의 주요 내용과 시사점, AI TREND WATCH 2021-8호, 정보통신정책연구원, 2021 (단독저자)

2020년 데이터 지식재산권 보호방안 연구, 특허청, 2020 (연구책임)

의료방법 특허의 법적 보호 방안에 관한 연구, 한국법제연구원, 2020 (연구책임)

지능경비기술 경호활용 법적 검토, 대통령경호처, 2020 (연구책임)

마이데이터의 법제도적 착근을 위한 개선과제 분석, 이슈페이퍼, 한국법제연구원, 20200 (단독저자)

한국판 뉴딜 추진을 위한 「데이터 댐」 관련 입법과제, 이슈브리프, 한국법제연구원, 2020 (단독저자)

인공지능 스피커에서 음성정보처리에 관한 법적 쟁점, AI Outlook, 정보통신정책연구원, 2020 (단독저자)

중국의 개인정보 법제 현황 및 동향, 주간기술동향, IITP, 2020 (단독저자)

연구논문

"보건의료데이터를 둘러싼 오너십론: 환자데이터는 재산인가? 누가 소유하는가?", 법과 정책연구, 2023.

"개인정보동의 제도의 실질화 방안 연구", 고려법학, 2023.

"판례 분석을 통한 웹크롤링 행위의 위법성 판단기준에 관한 연구", 민사법학, 2022.

"메타버스 플랫폼 사업자의 OSP 책임에 관한 소고: Web 3.0 시대 UGC의 특성을 기반으로 한 판단기준의 검토", 경영법률, 2022.

"데이터 이동권 도입의 실익과 입법적 방안 모색", 성균관법학, 2020.

"인공지능 창작과 저작권법의 딜레마", 고려법학, 2019.

"클라우드 컴퓨팅 환경에서 제기되는 개인정보 문제의 법적 고찰", 법학논총, 2016.

"사물인터넷(IoT) 활성화를 위한 법·제도적 개선방안 연구", 법과정책연구, 2014.

"표시·광고행위의 부당성 판단기준", 법학논총, 2014.

"NPEs의 역할과 규제에 관한 신 고찰 –미국 특허법(AIA) 개정에 따른 변화를 중심으로", 고려법학, 2013.

3. 공동 저자: 백수진 생명윤리센터장(국가생명윤리정책원 생명윤리센터)

국가생명윤리정책원에서 생명윤리센터장으로 재직하며 다양한 생명윤리 관련한 정책연구를 수행하고, 공용기관생명윤리위원회 운영 및 기관생명윤리위원회 평가, 인증 사업의 수행을 관리하고 있다. 2010년 이화여자대학교 생명윤리정책 협동과정에서 생명윤리학으로 박사학위를 취득하고, 동 대학의 생명의료법 박사 후 연구원 및 연구교수를 역임하였다. 2011년 12월까지 보건복지부 지정 생명윤리정책연구센터의 업무를 수행하였고, 2012년 1월 보건복지부 산하 재단법인으로 출범한 국가생명윤리정책연구원(현, 국가생명윤리정책원)의 설립 멤버이자 정책연구팀장으로 본격적인 정책연구를 수행하였다. 생명윤리정책연구원 설립 초기에 2013년 전부 개정된 「생명윤리 및 안전에 관한 법률」에 대한 하위법령 연구와 관련 각종 지침 및 가이드라인 마련 연구 등을 수행하였으며, 기관생명윤리위원회 관련 제도 시행 초기 각종 교육용 자료 등을 마련하는 연구에 참여하였다. 보건복지부 연구용역으로 매년 생명윤리정책 관련 연구를 수행하고 있으며, 최근에는 해마다 관련 부처에서 DTC 유전자 검사서비스 인증제의 마련 및 시행을 위한 정책연구를 수행하였다. 현재, 국립보건원 내 인체자원은행의 분양위원회, 미래의료연구 기획자문위원, 첨단재생의료진흥재단 내 ELSI 자문위원, 바이오규제정책플랫폼 자문위원, 임상연구급여평가위원 및 공용기관생명윤리위원회 운영위원회 위원과 기관생명윤리위원회 평가·인증 사업 내 운영 및 심의 자문위원으로 활동 중이다. 2013년 2월 생명윤리 관련 정책연구의 공로를 인정받아 보건복지부장관상 표창을 받은 바 있으며, 2021년 9월 규제개혁 유공자 포상으로 대통령상 표창을 받은 바 있다.

연구목록(최근 5년)

연명의료결정제도의 한계와 개선 방향 모색을 위한 고찰, 한국의료법학회지 30(2), 2022.12.
자궁이식에 관한 법적, 윤리적 쟁점 연구, 생명윤리 23(1), 2022.6.
기증 정자를 이용한 비혼 여성의 임신과 출산에 대한 법적 쟁점 연구, 생명, 윤리와 정책 6(1), 2022.4.
개정 「시체 해부 및 보존 등에 관한 법률」의 함의와 주요 쟁점 연구, 생명, 윤리와 정책 5(2),

2021.10.

배아 보존에 관한 합리적 제도 개선을 위한 연구, 의료법학 22(3), 2021. 9.

미국 단일 IRB 제도 검토를 통한 국내 기관생명윤리위원회의 합리적 운영을 위한 정책 제언, 한국의료윤리학회지 24(2), 2021.6.

난자의 비의료적 보관 증가에 따른 법적·윤리적 쟁점과 관리 방안 연구, 한국의료윤리학회지 23(3), 2020.9.

자율적 연구윤리 기구로서 기관생명윤리위원회의 역할과 과제, 생명, 윤리와 정책 4(1), 2020. 4.

기관생명윤리위원회(IRB) 심의 미준수에 대한 관리 방안 검토, 한국의료윤리학회지 23(1), 2020. 3.

연명의료결정법에서 자기결정에 대한 존중과 장애를 가진 환자의 권리보호 방안, 생명윤리정책연구 13(1), 2019. 11.

생의말기 의료의 중단 및 유보에 대한 윤리적 논란과 임상 현실에 대한 윤리적, 법적 고찰, 대한의사협회지 7월호, 62(7);350-357, 2019

말기와 임종과정에 대한 정의 및 의학적 판단지침, 대한의사협회지 61(8), 2018. 8.

Consensus guidelines for the definition of the end stage of disease and last days of life and criteria for medical judgment, J Korean Med Assoc. Aug;61(8):509-521. 2018

4. 공동 저자: 이혜영 변호사(법무법인 태신)

법무법인 태신에서 파트너 변호사로 재직 중이다. 이화여자대학교 법학과를 졸업하고, 고려대학교 일반대학원에서 지적재산권법 전공으로 석사학위를 받았으며, 현재 동 대학원 박사과정 중에 있다. 2008년 제50회 사법시험 합격 후, 2011년 제40기로 사법연수원을 수료하였다. 2011년 법무법인 충정에서 변호사 업무를 시작하였고, 2014년부터 방송통신심의위원회에서 근무하면서 정보통신망법, 개인정보보호법, 지적재산권법(저작권·특허법·상표법 등), 행정법, 형법 등 관련 자문과 입법대응 업무를 담당하였다. 이 무렵 관련 분야 전문성을 높이기 위해 고려대학교 언론대학원 제42기 최고위과정, The 2018 IP Innovation Special Program(UC Davis 로스쿨 단기과정), 대한상사중재원 제10기 조정전문가과정 등을 수료하였다. 2020년에는 법무법인 태신으로 소속을 옮기고 자문과 소송업무를 하면서 전문분야인 지적재산권법, 방송통신법, 행정법, 개인정보보호법, 데이터법 분야 등에서 대외활동을 하고 있다.

ISMS-P(정보보호 및 개인정보보호 관리체계) 인증심사원 자격을 취득하였으며, 현재 대한변호사협회 학술위원회 위원(지재소위원회), 법제처 국민법제관(경제법제 분야) 등으로 활동 중이다.

2012년 강원도인재개발원 공무원 대상 소송실무 강의를 시작으로 대구공무원교육원, 한국저작권보호원 등 여러 기관에서 행정법, 민사소송법, 형법, 저작권법 등 강의를 해왔다. 2020년에는 문화체육관광부가 주최하고 한국저작권위원회가 주관하는 '제1회 저작권 우수논문시상식'에서 「링크의 저작권 침해에 관한 연구」 논문으로 신진연구자상(석사학위 부문)을 수상하기도 하였다.

연구목록

"링크에 의한 저작권 침해 확산방지를 위한 입법방안", 계간저작권, 제33호권 제2호, 2020.
"이탈리아, 텔레그램에 저작권 위반 채널 폐쇄 요구 및 불응시 접속차단 경고를 하다", 해외저작권 보호동향, 통권 제34호, 2020.
"트위치(TWITCH), 음반업계로부터 게시중단 통지받고 영상 대량 삭제", C story, 통권 제26

호, 2021.

"저작권 침해물에 대한 링크, 저작권위반(공중송신권 침해)방조 가능성 인정 「대법원 2021. 9. 9. 선고 2017도19025 전원합의체 판결」", C story, 통권 제29호, 2021.

"메타버스 시대의 법적 쟁점", 방송통신심의동향, 통권 제23호, 2022.

"미국저작권청(USCO), 인공지능이 만든 저작물 등록 거절", 해외저작권 보호동향, 통권 제37호, 2022.

5. 공동 저자: 신호은 박사(숙명여자대학교 법학박사)

2014년 숙명여자대학교 법학부를 졸업한 후, 숙명여자대학교 일반대학원에서 법학석사(2017년), 법학박사(2022년 8월) 학위를 취득하였다. 박사학위 논문은 「리스크 대응을 위한 규제 거버넌스의 구축에 관한 공법적 연구: 나노물질 규제를 중심으로」로 논의를 전개하였다. 신기술과 관련한 규제체계 및 리스크 관련 전반적인 행정법 제도에 관심이 있다. 박사학위를 받은 이후 숙명여자대학교와 성신여자대학교에서 행정법을 강의하고 있다.

연구목록

일본의 공유수면 경계 확정과 분쟁 해결 방안에 관한 연구: 일본「지방자치법」제9조의3 규정을 중심으로, 행정법학 24호, 2023.

신흥기술규제를 위한 연성규범의 역할 – 유럽연합의 나노물질 규제를 중심으로, 환경법연구 제44권 제3호, 2022.

주민참여형 재생에너지 조례제정에 대한 연구 – 특히, 강원도 내 에너지 조례를 중심으로, 강원논총 제10권 제2호, 2019.

환경법상 리스크 관리를 위한 협력적 행정작용의 역할 – 특히, 미세먼지 대응을 위한 자발적 협약을 중심으로, 환경법연구 제40권 제3호, 2018.

용어설명

약어	정식 명칭 및 원어
데이터산업법	데이터 산업진흥 및 이용촉진에 관한 기본법
보건의료기술법	보건의료기술 진흥법
부정경쟁방지법	부정경쟁방지 및 영업비밀보호에 관한 법률
산업디지털전환법	산업 디지털 전환 촉진법
생명윤리법	생명윤리 및 안전에 관한 법률
신용정보법	신용정보의 이용 및 보호에 관한 법률
정보통신망법	정보통신망 이용촉진 및 정보보호 등에 관한 법률
앱	애플리케이션
의료데이터	의료정보, 의료데이터, 보건의료데이터
CRM	환자정보프로그램 Customer Relationship Management
DUA	환자-관리자 간의 데이터 이용계약 Data Use Agreement
EHDS	유럽건강데이터공간 European Health Data Space
EHR	전자건강기록 Electronic Health Record
EMR	전자의무기록 Electronic Medical Record
FDA	미국 식품의약품안전국 U.S. Food and Drug Administration
GDPR	일반개인정보보호규정 General Data Protection Regulation
HHS	미국 보건복지부 United States Department of Health and Human Services

약어	정식 명칭 및 원어
HIPAA	의료정보보호법 Health Insurance Portability and Accountability Act
HIS	병원정보시스템 Hospital Information System
HITECH	의료정보기술법 Health Information Technology for Economic and Clinical Health Act
HSCIC	국가정보서비스위원회 Health and Social Care Information Centre
NIH	(미국) 국립보건원 National Institutes of Health
OCR	인권국 Office for Civil Rights
OCS	처방전달시스템 Order Communication System
PACS	의료영상저장전송시스템 Picture Archiving Communication System
PGHD	환자생성 건강데이터 Patient-Generated Health Data
PHI	개인건강정보 Protected Health Information
PHR	개인건강기록 Personal Health Record
PPACA	건강보험개혁법 Patient Protection and Affordable Care Act
SaMD	소프트웨어 의료기기 Software as Medical Device
TESSy	감염병감시시스템 The European Surveillance System
UETA	통일전자거래법 Uniform Electronic Transactions Act
WHO	세계보건기구 World Health Organization